AF609904

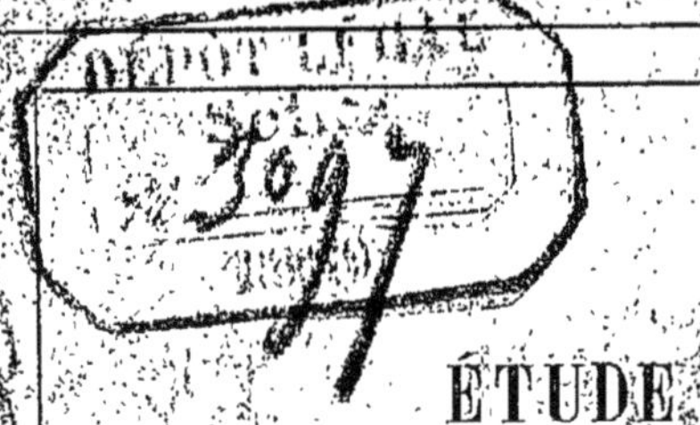

ÉTUDE SUR LES EAUX

DE

SAINT-NECTAIRE

PAR P.-L. BASSET

DOCTEUR EN MÉDECINE

INSPECTEUR DES EAUX MINÉRALES DE SAINT-NECTAIRE
MEMBRE DE LA SOCIÉTÉ D'HYDROLOGIE MÉDICALE DE PARIS,
ANCIEN INTERNE DES HOPITAUX.

PARIS

IMPRIMERIE DE W. REMQUET ET Cie

rue Garancière, 5.

1860

ÉTUDE SUR LES EAUX

DE

SAINT-NECTAIRE

ÉTUDE SUR LES EAUX

DE

SAINT-NECTAIRE

PAR

P.-L. BASSET

DOCTEUR EN MÉDECINE

Inspecteur des Eaux minérales de Saint-Nectaire
Membre de la Société d'hydrologie médicale de Paris
ancien interne des hôpitaux de Paris.

PARIS

IMPRIMERIE DE W. REMQUET ET Cie

Rue Garancière, 5.

1860

A MON PÈRE

A MON CHER MAITRE

MONSIEUR LE DOCTEUR BECQUEREL

CHEVALIER DE LA LÉGION D'HONNEUR

MÉDECIN DE LA PITIÉ, AGRÉGÉ LIBRE DE LA FACULTÉ

DE MÉDECINE DE PARIS.

ÉTUDE SUR LES EAUX

DE

SAINT-NECTAIRE

INTRODUCTION

Dans un travail publié l'année dernière sur les eaux de Saint-Nectaire, j'ai décrit avec détail les nombreuses sources minérales que l'on rencontre dans la vallée. De ces sources, les unes sont thermales, les autres sont froides. Leur température varie entre + 18° et + 44° degrés centigrades. Parmi les quarante sources que j'ai décrites, huit seulement sont utilisées pour le traitement des malades et servent à former les établissements. Les trente-deux autres sont en grande partie employées pour faire les incrustations qui ont donné au pays une certaine célébrité. Je reviendrai plus loin sur l'analyse des principales sources qui font de Saint-Nectaire une des stations thermales les plus estimées du département du Puy-de-Dôme.

Après avoir étudié les propriétés chimiques des eaux, j'ai exposé ce qu'une année d'observation m'avait permis d'apprendre sur leurs effets physiologiques.

J'ai passé ensuite à l'action thérapeutique, et j'ai donné la marche que je comptais suivre dans la série de travaux que je me proposais de publier. Cette marche, que je crois la plus rationnelle, consiste à décrire chaque année, avec grand soin, les observations recueillies sur les baigneurs, à les analyser et à en faire une statistique.

J'ai donc, d'après ce principe, résumé 42 cas de rhumatisme, 17 de névralgie sciatique, 4 de névralgie trifaciale, 1 de névralgie crurale, 1 de névralgie linguale, 4 de paralysie, 15 de chlorose, 11 d'affections utérines, 10 de gastralgie, 11 de scrofules; et quelques affections lymphatiques.

Plusieurs raisons m'obligent à revenir sur ce que j'avais déjà fait l'année dernière, et à recommencer presque à nouveau le travail entier.

1° Un de nos confrères, M. le docteur Linas, dans un compte rendu fort indulgent de mon mémoire, m'a fait un reproche, bien grave assurément, et qui consiste à n'avoir pas décrit d'établissement. Je m'occuperai de combler cette lacune;

2° Des divergences survenues entre deux chimistes au sujet de l'analyse des eaux de Saint-Nectaire me forceront à faire une étude comparative des deux analyses;

3° Le désir d'ajouter quelques faits nouveaux aux effets physiologiques déjà publiés, et de rectifier quelques erreurs;

4° Puis ensuite viendra le compte rendu de la statistique faite d'après les observations recueillies sur les baigneurs de cette année;

5° Je terminerai en donnant quelques détails sur les curiosités et les environs de Saint-Nectaire.

CHAPITRE I

Des établissements de Saint-Nectaire.

Un mot donc avant de commencer sur les établissements. Ces établissements, au nombre de trois, sont alimentés par huit sources, dont six seulement servent à donner les bains et les douches; les autres sont employées en boisson et en injections vaginales. Je vais les décrire tous les trois, en les prenant d'après leur ordre de fondation.

Mais avant, essayons de tracer un court historique des eaux.

Il est assez difficile de déterminer l'époque à laquelle les eaux de Saint-Nectaire ont été découvertes. M. Ledru, ancien architecte du département du Puy-de-Dôme, pense qu'elles furent connues des Gaulois, et l'on trouve entre les sources de Pierre-Serre et l'établissement Boëtte un autel druidique qui viendrait corroborer cette assertion.

Cet observateur nous apprend qu'on a découvert au-dessous de l'établissement Mandon un reste de bains romains. Il existe, en outre, dans les galeries du mont Cornador des bassins ronds et quadrangulaires en béton. Suivant les uns, ils ont fait partie d'un atelier de teinture, et suivant les autres d'un établissement thermal romain.

Quoi qu'il en soit, la nature du béton dont ils sont faits, les brèches qu'on y découvre font supposer qu'ils ont une origine fort ancienne.

Malgré cela, il n'y a guère plus de deux siècles que l'on parle des eaux de Saint-Nectaire. En 1675, Duclos, et un peu plus tard Chomel, furent les deux premiers qui les citèrent dans leurs observations; mais ce n'est que depuis 1812, époque où fut découverte la source du Gros-Bouillon, que ces eaux ont été fréquentées.

BAINS ROMAINS.

Il n'existait à Saint-Nectaire que deux sources employées en boisson, la Vieille-Source et la Fontaine-de-la-Voûte, lorsqu'en 1812 un maître maçon, nommé Mandon, en creusant une cave, découvrit le Gros-Bouillon. De ces trois sources, la Fontaine-de-la-Voûte servit de buvette, les deux autres alimentèrent deux piscines où se faisait le service des bains.

Depuis, on éleva sur ces deux sources un établissement. On lui donna le nom de son propriétaire Mandon, ou d'anciens Bains romains, nom dû aux vestiges d'établissements romains que l'on a trouvés auprès de ces constructions.

Cet établissement se compose, au rez-de-chaussée, d'une grande pièce voûtée autour de laquelle sont rangés dix cabinets; huit de ces cabinets ont une seule baignoire, deux renferment deux baignoires; ils sont

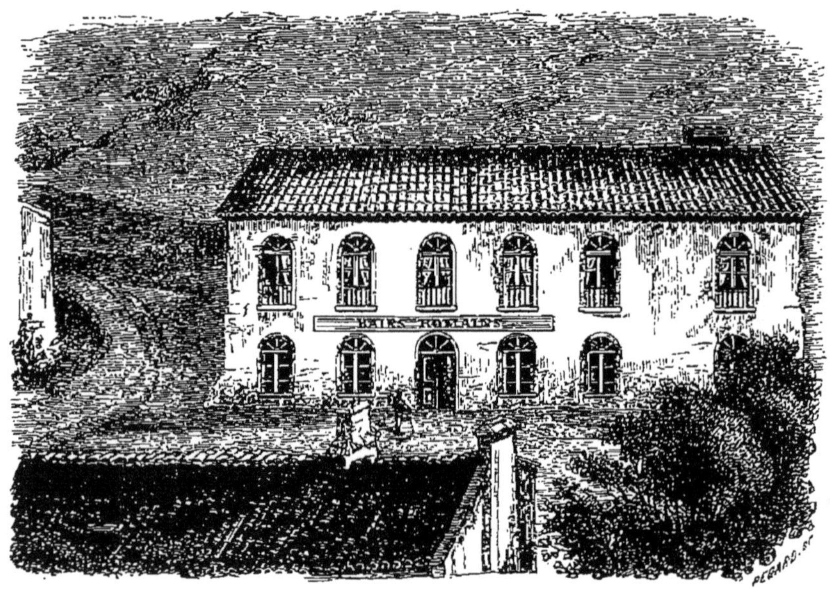

tous munis d'une douche descendante. Les baignoires sont en béton. Au milieu de cette salle se trouve un petit bac où est reçue la Fontaine-de-la-Voûte; cette source est intermittente. Elle est employée en boisson, donne à peine vingt-cinq litres à la minute, et marque 26° au thermomètre centigrade. Deux prises d'eau faites sur l'œil même de cette source servent à la conduire dans deux cabinets où sont disposés les appareils nécessaires pour prendre des injections utérines. Cette source est très-gazeuse, et nous avons toujours retiré un bon résultat de son emploi dans le traitement des maladies de l'utérus. L'intermittence de cette source n'est pas bien réglée, elle varie de cinq à huit minutes.

Au premier étage, dans une petite chambre, se trouve un grand bac où se rendent la Vieille-Source et le Gros-Bouillon, que des fouilles récentes ont réunies. Elles donnent cinquante litres d'eau à la minute. Ces sources, très-claires et très-limpides, font monter le thermomètre à 37° centigrades.

Cette année, M. Boëtte s'est rendu propriétaire de cet établissement.

ÉTABLISSEMENT BOETTE.

En 1822, le sieur Boëtte, baigneur chez le sieur Mandon, en faisant des fouilles en haut de Saint-Nectaire-le-Bas, découvrit deux sources, l'une, très-abondante, marquant 38° centigrades; l'autre, beaucoup moins forte, marquant 40° centigrades. C'est auprès de ces deux sources que l'établissement fut construit en 1824.

Il est composé, au rez-de-chaussée, d'une salle ayant une forme quadrilatère, autour de laquelle viennent s'ouvrir neuf cabinets, deux contiennent deux baignoires. Tous sont munis d'une douche descendante. Les baignoires sont en béton. Au premier étage se trouvent les réservoirs où se rendent les deux sources. La pièce qui les renferme est complétement noire, et il est impossible d'y tenir une bougie allumée tant est grande la quantité d'acide carbo-

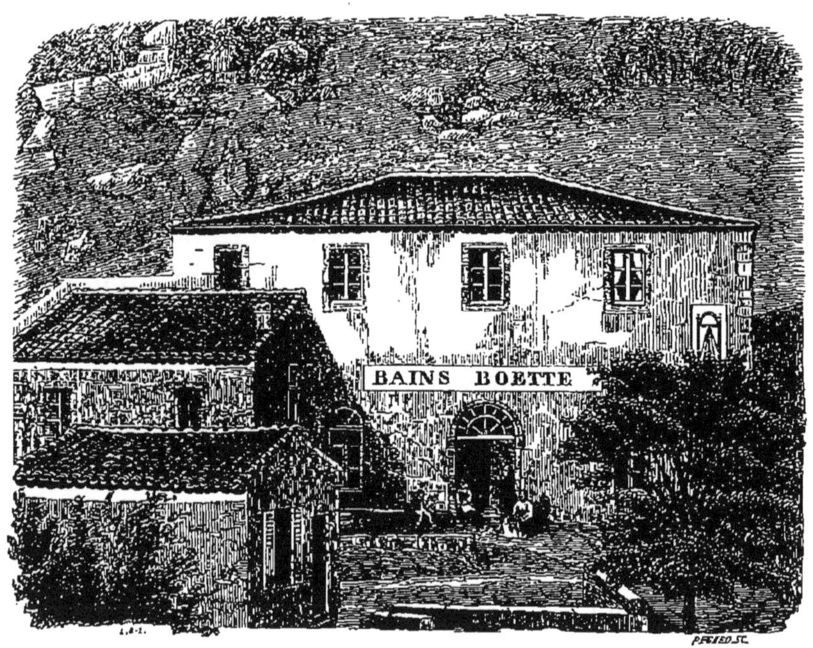

nique que ces sources dégagent. Dans un bâtiment attenant à son établissement, M. Boëtte a fait établir l'année dernière (1859) trois baignoires munies de douches descendantes beaucoup plus puissantes que les anciennes.

ÉTABLISSEMENT DU MONT CORNADOR.

A 1,500 mètres environ de ces deux établissements et au pied même du bourg.

M. Serre, en 1825, explore la base du mont Cornador et y découvre une source très-abondante. En 1828, une société d'actionnaires y construit un établissement.

Il se compose d'une grande pièce voûtée fermée par une grille en fer. De chaque côté et au fond de cette salle viennent s'ouvrir douze cabinets; dix seulement peuvent servir. Des deux autres, un est complétement noir, l'autre renferme quatre baignoires dont on se servait pour les indigents. Il est fâcheux que les propriétaires n'aient pas eu le soin d'entretenir ce cabinet en bon état; il serait d'une grande utilité dans le fort de la saison. Cinq de ces cabinets sont munis de douches descendantes. Les baignoires sont en pierre.

Au premier étage se trouve le réservoir de la grande source. Elle fait monter le thermomètre à 39° centigrades, et fournit cinquante-deux litres à la minute.

A côté de ce réservoir se trouve une petite fontaine intermittente, moins abondante que la grande qui est employée en douche vaginale dans les affections de l'utérus. Les intervalles périodiques pendant les-

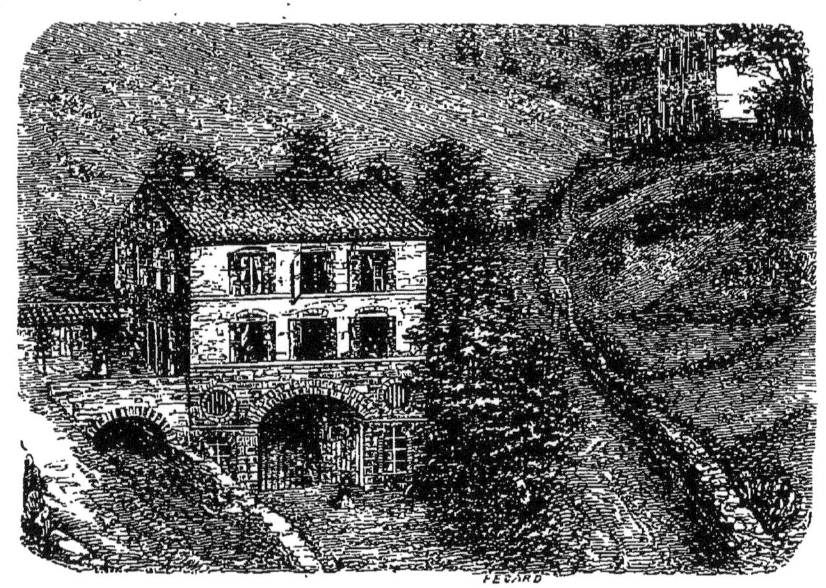

quels coule cette source arrivent toutes les quinze secondes.

Entre Saint-Nectaire-le-Bas et Saint-Nectaire-le-Haut se trouve une petite cabane dans laquelle est reçue la source Rouge, qui marque 23° centigrades et qui sert de buvette.

ÉTABLISSEMENT CHANDÈZE.

A Saint-Nectaire-le-Bas, en face les anciens Bains romains, existe un bâtiment assez délabré appartenant au sieur Chandèze. Dans cette maison, on trouve une baignoire et une source appelée source Pauline, marquant 34° au thermomètre centigrade. Cette source, très-gazeuse, est employée en douche utérine.

Toutes ces sources, comme on pourra s'en convaincre par l'analyse, contiennent les mêmes propriétés chimiques, et l'on en obtient les mêmes effets thérapeutiques.

CHAPITRE II

Propriétés chimiques.

Les premières recherches chimiques sur les eaux de Saint-Nectaire ont été faites par MM. Boulay et Henry. Un peu plus tard, MM. Berthier, Lecoq et Nivet firent des travaux sur ces eaux, et donnèrent une nouvelle analyse plus exacte.

Nous avons, de notre côté, prié un chimiste fort distingué d'examiner nos eaux, et l'analyse qu'il nous a donnée diffère sur plusieurs points des anciennes. Mais cela n'a rien d'étonnant. En effet, ce n'est pas au mérite des chimistes que cela peut tenir, car le nom et la réputation des personnes qui ont fait les premières analyses prouvent assez en leur faveur pour assurer qu'ils ont donné un travail exact et consciencieux; mais depuis ce temps, la science a marché, l'analyse surtout a fait de grands progrès, et les moyens d'expérimentation sont plus sûrs et plus précis. Tous les procédés dont on se servait autrefois sont complétement changés et les nouveaux permettent d'arriver à des résultats beaucoup plus justes.

Il y a même maintenant en France des chimistes qui s'occupent particulièrement des eaux minérales, et M. Terreil, chimiste attaché au Muséum, qui a bien voulu se charger d'analyser nos eaux, est dans ce cas; on peut donc avoir la plus grande foi dans ses travaux.

Voici les analyses telles qu'elles ont été données par MM. Berthier, Lecoq et Nivet :

ANALYSE TROUVÉE.	PETITE SOURCE BOETTE.	GRANDE SOURCE BOETTE.	SOURCE MANDON.	SOURCE du CORNADOR.
Température.	+ 44	+ 40	+ 37,2	+ 40
	grammes.	grammes.	grammes.	grammes.
Carbonate de soude. . .	2,1000	2,0700	2,0000	0,9118
Sulfate de soude. . . .	0,1800	0,1810	0,1560	0,9110
Chlorure de sodium. . .	2,5100	2,5150	2,4200	1,3220
Carbonate de magnésie. .	0,2200	0,2010	0,2400	0,0810
— de fer. . . .	0,0300	0,0350	0,0228	0,0070
— de chaux. . .	0,5000	0,4980	0,4400	0,6050
— de strontiane. .	traces	traces	»	»
Alumine.	traces	traces	»	0,0050
Silice.	0,1100	0,1130	0,1000	0,0800
Matière organique. . . .	traces	traces	traces	traces
Perte.	0,1500	0,1670	»	0,0450
Total des sels par litre d'eau.	5,8000	5,7800	5,5788	3,7380

Les analyses doivent être rectifiées ainsi qu'il suit :

ANALYSE CALCULÉE.	PETITE SOURCE BOETTE.	GRANDE SOURCE BOETTE.	SOURCE MANDON.	SOURCE du CORNADOR.
Bicarbonate de soude. . .	2,9699	2,9299	2,8330	1,1790
Sulfate de soude. . . .	0,1800	0,1820	0,1560	0,1010
Chlorure de sodium. . .	2,5100	2,5150	2,4200	1,3220
Bicarbonate de magnésie. .	0,3337	0,3048	0,3640	0,1230
— de fer. . .	0,0415	0,0480	0,0317	0,0100
— de chaux. . .	0,7190	0,7156	0,6023	0,8670
Sulfate de chaux. . . .	traces	traces	»	»
Alumine.	traces	traces	»	0,0860
Silice.	0,1100	0,1130	0,1000	0,0860
Matière organique. . . .	traces	traces	»	traces
Perte.	0,1500	0,1670	»	0,0450
Total des sels par litre d'eau.	7,0141	6,9753	6,5068	3,8190

M. Berthier a trouvé, dans les sources du bas, 0g,372 d'acide carbonique.

M. Lecoq, dans les sources du haut, 1g,490 par litre d'eau minérale.

Nous allons maintenant exposer tout le travail de M. Terreil, et nous mettrons en regard les tableaux de M. Lefort.

Analyse des eaux minérales de Saint-Nectaire.

Ces eaux minérales sont au nombre de six, portant les titres suivants :

1° Source Boëtte ;
2° Source du mont Cornador ;
3° Source Mandon tempérée ;
4° Source Mandon chaude ;
5° Source Pauline ;
6° Source Rouge.

Ces eaux possèdent toutes une réaction alcaline ; elles ne contiennent point d'iode, ni de phosphates, ni d'azotates, ni de strontiane ; elles renferment des traces d'arsenic.

I. EAU DE LA SOURCE BOETTE.

Un litre de cette eau dégage par l'ébullition $1^{g},304$ d'acide carbonique, ce qui représente en volume $0^{l},656$. Tout cet acide carbonique n'existe point à l'état libre dans l'eau ; une grande partie provient de la décomposition des bicarbonates que renferme cette eau, et ce que je dis relativement à la source Boëtte se représente pour toutes les autres sources.

Par l'évaporation, un litre d'eau de la source Boëtte laisse un résidu pesant 5g,580. Ce résidu se compose de carbornate et de bicarbonate de soude et de potasse, de carbonates de magnésie et de chaux, de chlorure de sodium, de sulfate de soude, d'alumine, d'oxyde de fer, de silice et de traces de matières organiques.

La composition de cette eau a été trouvée comme il suit :

TERREIL.		LEFORT.	
Acide carbon. 0l,105c en poids	0,2090	Acide carbonique libre	1,0599
		Oxygène et azote	indéterm.
Chlorure de sodium.	2,3508	Chlorure de sodium	2,7743
Sulfate de soude.	0,1434	Iodure de sodium	trac. tr.-s.
Bicarbonate de soude.	2,3991	Bicarbonate de soude.	1,8564
— de potasse	0,2872	— de potasse	0,0450
— de chaux.	0,1028	— de chaux.	0,6722
— de magnésie	0,8456	— de magnésie	0,4930
		— de protox. de fer.	0,0128
		Sulfate de soude	0,1639
		— de strontiane.	0,0080
		Arséniate de soude.	trace.
		Phosphate de soude	trac.tr.-ap.
Alumine et oxyd. d. fer.	0,0379	Alumine	0,0214
Arséniate de fer	traces.		
Silice	0,1511	Acide silicique.	0,1009
Matières organiques.	0,0035	Matière org. bitumin.	trac. tr.-s.
Eau	993,4696		
	1000,0000		7,2076.

II. EAU DE LA SOURCE DU MONT CORNADOR.

Un litre de cette eau dégage par l'ébullition 1^{g},110 d'acide carbonique, ce qui représente en volume 0^{l},559.

Un litre d'eau laisse un résidu pesant 5^{g},320 et de même composition que le précédent résidu.

La composition de cette eau a été trouvée pour un litre de :

TERREIL.		LEFORT.	
Acide carboniq. libre		Acide carbonique li-	
0^{l},045^{c} en poids. .	0,0890	bre	0,9464
		Oxygène et azote . .	indéterm.
Chlorure de sodium .	2,0907	Chlorure de sodium .	2,1464
Sulfate de soude. . .	0,1415	Iodure de sodium . .	trac. tr.-s.
Bicarbonate de soude.	2,4631	Bicarbonate de soude.	2,0001
— de potasse	0,2486	— de potasse	0,0646
— de chaux.	0,0888	— de chaux.	0,6480
— de magnésie. . .	0,6145	— de magnésie . . .	0,4384
		— de protox. de fer.	0,0122
		Sulfate de soude. . .	0,1309
		— de strontiane. . .	0,0070
		Arséniate de soude .	traces.
		Phosphate de soude.	trac. tr.-a.
Alumine et oxyd. d. fer.	0,0399	Alumine.	0,0171
Silice	0,1612	Acide silicique. . . .	0,1044
Arséniate de fer . . .	traces.		
Matières organiques.	traces.	Matière org. bitumin.	trac. tr.-s.
Eau	994,0627		
	1000,0000		6,5155

III. EAU DE LA SOURCE MANDON FROIDE.

Un litre de cette eau dégage par l'ébullition 1g,336 d'acide carbonique, ce qui représente en volume 0l,672.

Elle laisse, après l'évaporation, un résidu pesant 5g,540 pour un litre; ce résidu se compose des mêmes éléments que les précédents.

La composition d'un litre d'eau de la source Mandon tempérée a été trouvée comme il suit :

TERREIL.		LEFORT.	
Acide carboniq. libre 0l,137c en poids. .	0,2800	Acide carbonique libre	1,2946
		Oxygène et azote . .	indéterm.
Chlorure de sodium .	2,4392	Chlorure de sodium .	2,4921
Sulfate de soude . . .	0,1490	Iodure de sodium . .	trac. tr.-s.
Bicarbonate de soude.	2,4036	Bicarbonate de soude.	1,9776
— de potasse	0,1484	— de potasse	0,0471
— de chaux.	0,1092	— de chaux.	0,6842
— de magnésie . . .	0,8201	— de magnésie . . .	0,4745
		— de protox. de fer.	0,0226
		Sulfate de soude . . .	0,1401
		— de strontiane. . .	0,0070
		Arséniate de soude .	traces.
		Phosphate de soude .	trac. tr.-s.
Alumine et oxy.d.d.fer. .	0,0459	Alumine.	0,0196
Silice	0,1113	Acide silicique. . . .	0,0884
Arséniate de fer. . .	traces.		
Matières organiques.	traces.	Matière org. bitumin.	trac. tr.-s.
Eau	993,4933		
	1000,0000		6,2378

IV. EAU DE LA SOURCE MANDON CHAUDE.

Un litre de cette eau dégage par l'ébullition 1^{g},444 d'acide carbonique, ce qui représente en volume 0^{l},727.

Elle laisse, après l'évaporation, un résidu pesant 5^{g},588 pour un litre ; ce résidu est composé des mêmes substances que les résidus des trois premières eaux.

Un litre d'eau de la source Mandon chaude est composé comme il suit :

TERREIL.		LEFORT.	
Acide carbon. 0^{l},117^{c} en poids.	0,2340	Acide carbonique libre	1,5308
		Oxygène et azote . .	indéterm.
Chlorure de sodium .	2,3776	Chlorure de sodium .	2,4148
Sulfate de soude . . .	0,1804	Iodure de sodium . .	trac. tr.-s.
Bicarbonate de soude.	2,1035	Bicarbonate de soude.	2,0881
— de potasse	0,1866	— de potasse	0,0407
— de chaux.	0,2051	— de chaux.	0,7060
— de magnésie . . .	1,4114	— de magnésie . . .	0,4815
		— de protox. de fer.	0,0097
		Sulfate de soude . . .	0,1781
		— de strontiane. . .	0,0070
		Arséniate de soude. .	traces.
		Phosphate de soude .	trac. tr.-s.
Alumine et oxyd. d. fer.	0,0357	Alumine.	0,0205
Silice	0,1195	Acide silicique. . . .	0,1036
Arséniate de fer. . .	traces.		
Matières organiques .	0,0025	Matière org. bitumin.	trac. tr.-a.
Eau	993,1437		
	1000,0000		7,5808

V. EAU DE LA SOURCE PAULINE.

Un litre de cette eau dégage par l'ébullition 1g,434 d'acide carbonique, ce qui représente en volum 0l,722.

Un litre d'eau laisse un résidu pesant 5g,570 et composé des mêmes éléments que les résidus des précédentes eaux.

La composition d'un litre d'eau de la source Pauline est représentée par les chiffres suivants :

Acide carbonique libre 0l,133 en poids.	0,2750
Chlorure de sodium.	2,3109
Sulfate de soude	0,0874
Bicarbonate de soude	2,3404
Bicarbonate de potasse	0,2940
Bicarbonate de magnésie	1,0430
Bicarbonate de chaux.	0,1403
Alumine et oxyde de fer.	0,0429
Silice	0,0869
Arséniate de fer	traces.
Matières organiques.	0,0051
Eau.	993,3741
	1000,0000

VI. EAU DE LA SOURCE ROUGE.

Un litre de cette eau dégage par l'ébullition 1g,451 d'acide carbonique, ce qui représente en volume 0l,735.

Par l'évaporation, un litre d'eau de la source Rouge laisse un résidu pesant 5g,398. Ce résidu est composé des mêmes substances que les précédents.

Un litre d'eau de la source Rouge a fourni à l'analyse la composition suivante :

Acide carbonique libre 0l,202 en poids.	0,4000
Chlorure de sodium.	2,2957
Sulfate de soude	0,1263
Bicarbonate de soude.	2,3113
Bicarbonate de potasse	0,1479
Bicarbonate de magnésie	0,8798
Bicarbonate de chaux.	0,1155
Alumine et oxyde de fer.	0,0464
Silice.	0,1182
Arséniate de fer.	traces.
Matières organiques.	0,0070
Eau.	993,5519
	1000,0000

D'après les analyses de ces six eaux minérales, on reconnaît que ces eaux ont à peu près la même composition, et qu'on peut les considérer comme identiques.

Le résultat des six analyses se trouve résumé dans le tableau suivant.

Dans ces analyses, nous avons négligé l'azote et l'oxygène tenus en dissolution dans ces eaux ; ces deux gaz ne s'y trouvant qu'en trop faibles proportions (quelques centimètres cubes seulement).

Résumé des analyses des eaux minérales de Saint-Nectaire.

SUBSTANCES.	SOURCE BOETTE.	SOURCE DU MONT CORNADOR.	SOURCE MANDON TEMPÉRÉE.	SOURCE MANDON CHAUDE.	SOURCE PAULINE.	SOURCE ROUGE.
Acide carbonique libre en poids. .	0,2090	0,0890	0,2800	0,2340	0,2750	0,4000
Chlorure de sodium.	2,3508	2,0907	2,4392	2,3776	2,3109	2,2957
Sulfate de soude.	0,1434	0,1445	0,1490	0,1804	0,0874	0,1263
Bicarbonate de soude.	2,3991	2,4631	2,4036	2,1035	2,3404	2,3113
Bicarbonate de potasse.	0,2872	0,2486	0,1484	0,1866	0,2940	0,1479
Bicarbonate de magnésie	0,8456	0,6445	0,8201	1,4414	1,0430	0,8798
Bicarbonate de chaux.	0,1028	0,0888	0,1092	0,2051	0,1403	0,1155
Alumine et oxyde de fer.	0,0379	0,0399	0,0459	0,0357	0,0429	0,0464
Silice.	0,1511	0,1612	0,1113	0,1495	0,0869	0,1182
Arséniate de fer.	traces	traces	traces	traces	traces.	traces
Matières organiques.	0,0035	des traces	des traces	0,0025	0,0051	0,0070
Eau.	993,4696	994,0627	993,4933	993,1437	993,3741	993,5519
	1000,0000	1000,0000	1000,0000	1000,0000	1000,0000	1000,0000

Je viens de présenter ici deux tableaux relatifs à l'analyse de l'eau des principales sources de Saint-Nectaire. Cette analyse a été faite, l'une par M. Terreil, préparateur de l'un des plus célèbres chimistes de France, M. Frémy ; elle a été effectuée dans son laboratoire; la seconde, résultant de l'analyse donnée par un pharmacien, à Paris, M. Lefort, qui a fait une partie de ses expériences à Saint-Nectaire.

On trouvera dans ces tableaux des différences très-sensibles dont les unes s'expliquent parfaitement, et dont les autres ne trouvent pas de raison d'être. Ainsi, pour l'acide carbonique, M. Lefort donne 1,0599, M. Terreil 0,2090 : il est arrivé ici ce qui arrive aux eaux d'Ems qu'on analyse à Paris, on ne donne pas la quantité d'acide carbonique qui existe dans la source, mais celle qui existe dans l'eau remise au chimiste qui expérimente. Il est probable que la quantité d'acide carbonique, trouvée par M. Lefort, se rapproche plus de la vérité que celle obtenue sur des eaux envoyées à Paris en bouteilles.

Le chlorure de sodium a été 2,7743 pour M. Lefort, et 2,3508 pour M. Terreil; la différence est d'abord peu considérable, mais ensuite quel est celui des deux qui se trompe, et des analyses faites dans le laboratoire de M. Frémy n'offrent-elles pas les garanties désirables? Je dirai la même chose du bicarbonate de soude dont le chiffre est de 2,3991 pour M. Terreil et de 1,8564 pour M. Lefort; toutes les chances, appuyées du reste sur l'observation pratique, démontrent que le chiffre le plus considérable est certainement parfaitement exact. J'ai pris ces deux chiffres au hasard, mais, en vérité, des résultats si dissemblables obtenus par M. Lefort nous paraissent fâcheux et de nature à jeter le doute le plus grand sur les analyses de diverses eaux minérales faites dans ces derniers temps. Il semble que les expérimentateurs les plus récents prennent à tâche de trouver des défauts dans les analyses de leur prédécesseurs, ces défauts consistant dans quelques dix ou cent millièmes de plus ou de moins. Nous déplorons ces divergences qui se font sentir, non-seulement pour les eaux de Saint-Nectaire, mais pour la plupart de celles que l'on a fait exécuter, dans ces derniers temps, par des chimistes, allant passer quelques jours dans les stations thermales, presque toutes différentes de celles que l'Académie de médecine ne cesse de donner depuis une vingtaine d'années. Je maintiens donc ici que toutes les analyses de M. Terreil sont parfaitement exactes, qu'elles ont été faites dans un des laboratoires les plus illustres de l'Europe, et que les deux seules différences acceptables s'expliquent parfaitement. La première, celle de l'acide carbonique, tient à ce que l'analyse a été faite par un des deux chimistes sur les lieux mêmes, et par l'autre sur de l'eau envoyée à Paris. La seconde, celle de la présence de l'arsenic, s'explique plus naturellement encore. Je n'avais pas remis assez d'eau pour qu'on pût y chercher l'arsenic en dehors des analyses nécessaires pour apprécier tous les principes contenus dans l'eau ; cet envoi, fait plus tard, a permis de trouver l'arsenic immédiatement après la publication de mon premier mémoire, et M. Terreil fit part de ce qu'il avait trouvé à M. le docteur Becquerel. Nous bornons donc ici cette discussion chimique, peu attrayante pour le lecteur ; nous l'engageons à avoir la plus grande confiance dans nos analyses qui sont certainement l'expression de la vérité.

Pour les différentes substances que M. Lefort a cru découvrir, je laisse à M. Terreil le soin de réfuter leur existence et de prouver que ses propres analyses sont parfaitement exactes.

Quelques mots sur la composition des eaux minérales de Saint-Nectaire, et analyse des dépôts qui se forment dans ces eaux.

Au mois d'octobre 1858, M. le docteur Basset, inspecteur des eaux minérales de Saint-Nectaire, a bien voulu mettre à ma disposition, pour que j'en fisse l'analyse, les eaux minérales provenant des différentes sources existant à Saint-Nectaire. Le résultat de mes analyses a été consigné d'une manière complète dans une brochure publiée en 1859 par M. le docteur Basset. Le travail analytique des eaux de Saint-Nectaire avait pour moi cet avantage, qu'il venait se joindre à de nombreuses analyses d'eaux minérales que j'avais déjà faites dans le but de m'édifier personnellement sur la composition réelle des eaux minérales les plus en renom, ce qui veut dire que j'apporte dans ces sortes de travaux chimiques un soin tout spécial. Malgré cela, mon travail sur les eaux de Saint-Nectaire a été, dans une brochure présentée le 18 octobre 1859 à l'Académie impériale de médecine, par M. Jules Lefort, pharmacien, l'objet d'une critique que je viens réfuter par de nouvelles analyses, dans lesquelles mon attention s'est portée principalement sur la recherche des matières que, d'après la brochure, j'ai passées sous silence ; ces matières qui ont échappé à mon analyse, et dont la présence a été constatée de la manière la plus évidente par M. Jules Lefort dans les eaux de Saint-Nectaire, sont : l'iode, l'arsenic, l'acide phosphorique et la strontiane.

En présence de tant d'erreurs de ma part, je me suis vu forcé de recommencer un travail analytique spécial pour lequel j'ai prié M. le docteur Basset de vouloir bien me faire passer une nouvelle quantité des eaux de Saint-Nectaire, ainsi que des échantillons des dépôts qui se forment dans les réservoirs de ces eaux minérales ; les substances que je voulais rechercher se concentrent ordinairement dans ces espèces de dépôts.

Dans le nouveau travail que je présente aujourd'hui, et que M. le docteur Basset veut bien publier dans une nouvelle brochure, après avoir fait connaître le résultat de mes recherches sur le résidu laissé par l'évaporation des eaux de Saint-Nectaire, je donne une analyse complète des dépôts ocracés qui se forment au fond des réservoirs qui reçoivent ces eaux, et des pellicules cristallines qui prennent naissance à la surface des mêmes eaux minérales.

RECHERCHE DE L'IODE.

J'ai opéré mes recherches sur environ cinquante grammes de résidu laissé par l'évaporation d'une dizaine de litres d'eaux minérales des six sources de Saint-Nectaire.

Pour décéler la présence de l'iode dans ce résidu et dans les dépôts ocracés mentionnés plus haut, j'ai suivi d'abord la méthode employée par M. J. Lefort et qu'il décrit dans sa brochure. Cette méthode consiste à traiter le résidu des eaux minérales par de l'alcool absolu, à évaporer ensuite la solution alcoolique filtrée, puis à traiter le résidu laissé par l'alcool par de l'eau régale et de l'amidon.

J'affirme qu'en opérant comme il vient d'être dit, il m'a été impossible d'obtenir la coloration bleue d'iodure d'amidon annoncée par M. J. Lefort.

J'ai également fait usage de tous les réactifs les plus sensibles de l'iode, et tous mes essais ont été négatifs.

Il est donc bien démontré, pour moi, que les eaux de Saint-Nectaire ne renferment point d'iode.

RECHERCHE DE L'ARSENIC.

Dans mon premier travail analytique des eaux de Saint-Nectaire, j'avais conclu que l'arsenic n'existait pas dans ces eaux minérales, mais cette erreur aurait été commise par M. J. Lefort lui-même, puisqu'il affirme dans sa brochure, qu'en opérant dans les mêmes conditions où je me trouvais placé en faisant mes analyses, il n'a jamais pu constater la présence de l'arsenic; il a fallu que ce chimiste en rencontrât dans les dépôts ocracés, pour qu'il admette que les eaux minérales en contiennent.

Mon erreur, du reste, n'a pas été de longue durée; car, quelque temps après la publication de la brochure de M. le docteur Basset, en opérant, non pas sur les dépôts ocracés qui ont fixé M. J. Lefort sur la présence de l'arsenic dans les eaux de Saint-Nectaire, mais sur le résidu même laissé par l'évaporation de ces eaux minérales, j'ai obtenu des taches arsenicales à l'appareil de Marsh. Ces taches étaient sensibles, mais très-difficiles à obtenir.

Ainsi les eaux de Saint-Nectaire renferment des traces d'arsenic, non dosables, et appréciables seulement lorsqu'on opère avec beaucoup de soin et sur une assez grande quantité du résidu laissé par l'évaporation desdites eaux minérales. Les dépôts ocracés renferment au contraire une quantité assez notable d'arsenic, puisque j'ai pu doser ce métalloïde en le précipitant à l'état de sulfure de la formule As S^5 et que 751 milligrammes de ces dépôts ont fourni à l'analyse 22 milligrammes de ce sulfure, renfermant 13 milligrammes d'arsenic, c'est-à-dire 2,72 p. 0/0 d'acide arsénique.

A quel état l'arsenic existe-t-il dans les eaux de Saint-Nectaire et dans les dépôts ocracés de ces eaux?

La question n'est pas difficile à résoudre: de l'arsenic trouvé en présence d'un excès de chaux et en présence de l'oxyde de fer, dans une liqueur alcaline, ne peut exister qu'à l'état d'arsénite ou d'arséniate de chaux ou de fer insolubles; et si l'eau de Saint-Nectaire en retient des traces en dissolution, c'est à la faveur de l'acide carbonique qu'elle renferme; ce que j'avance ici est du reste conforme avec les belles lois de Berthollet.

Je crois donc que M. J. Lefort a fait erreur en représentant, dans ses analyses des eaux de Saint-Nectaire, l'arsenic à l'état d'arséniate de soude.

En m'appuyant sur l'affinité des acides arsénieux et arséniques pour le fer et sur l'indissolubilité des composés qu'ils peuvent contracter avec ce dernier, je ne crains pas d'avancer que, dans les eaux de Saint-Nectaire, l'arsenic existe à l'état de sous-arséniate de fer, dissous à la faveur de l'acide carbonique.

RECHERCHE DE L'ACIDE PHOSPHORIQUE.

Plusieurs fois déjà j'ai constaté que des eaux minérales auxquelles on attribuait quelques-unes de leurs propriétés médicales à la présence des phosphates que des analystes y avaient rencontrés, ne contenaient aucune trace d'acide phosphorique ou autre composé du phosphore. Le même fait se reproduit ici pour les eaux de Saint-Nectaire dans lesquelles M. J. Lefort accuse la présence de l'acide phosphorique qui n'y existe réellement point; les dépôts ocracés en sont également dépourvus.

Je regrette sincèrement que M. Jules Lefort n'ait pas cru devoir indiquer dans sa brochure, comme il l'a fait pour l'iode, l'arsenic et la strontiane, la marche qu'il a suivie pour constater, dans les eaux de Saint-Nectaire, la présence de l'acide phosphorique.

Quant à moi, j'ai recherché cet acide par tous les réactifs connus de l'acide phosphorique; j'ai essayé vainement de le précipiter à l'état de phosphate ammoniaco-magnésien, à l'état d'acide phospho-molybdique; j'ai recouru à l'emploi du chalumeau et je n'ai obtenu que des résultats négatifs.

En opérant sur les dissolutions acides des dépôts ocracés, j'obtenais par l'ammoniaque des précipités qui, traités par le molybdate d'ammoniaque, ou au chalumeau, paraissaient contenir de l'acide phosphorique ; mais je me suis bientôt aperçu qu'il n'en était rien et que la présence de l'arsenic dans ces précipités était une cause d'erreur sur laquelle j'appelle l'attention de M. J. Lefort. En effet, si l'on redissout les précipités dans l'acide chlorhydrique pour leur enlever l'arsenic, au moyen de l'hydrogène sulfuré, on reconnaît, en les précipitant de nouveau, qu'ils ont perdu les caractères qui paraissaient appartenir à l'acide phosphorique.

Je le répète donc, les eaux de Saint-Nectaire ne contiennent point d'acide phosphorique, pas plus que les dépôts qui se forment dans ces eaux.

Enfin, si l'acide phosphorique existait dans les eaux de Saint-Nectaire, il ne s'y trouverait point à l'état de phosphate de soude comme l'admet M. J. Lefort, mais bien à l'état de phosphate de chaux ou de phosphate de fer, pour les mêmes raisons que j'ai avancées en parlant de l'arsenic.

RECHERCHE DE LA STRONTIANE.

J'ai recherché la strontiane dans le résidu des eaux de Saint-Nectaire et dans le dépôt ocracé de ces eaux, et j'avoue que je n'en ai trouvé ni dans l'un ni dans l'autre. En suivant la marche indiquée par M. J. Lefort, j'ai reconnu que le dépôt insoluble dans l'alcool, que ce chimiste a pris pour de l'azotate de strontiane, n'est qu'une trace d'alumine et de silice entraînée par la précipitation de l'oxalate de chaux. De mon côté j'ai opéré de la manière suivante : j'ai dissous le résidu des eaux de Saint-Nectaire dans l'acide chlorhydrique, et après avoir constaté que le résidu insoluble dans cet acide ne contenait point de sulfate de baryte ou de strontiane, j'ai éliminé, par l'évaporation à sec, la silice soluble.

La matière, dissoute de nouveau par l'acide chlorhydrique, a été traitée par du sulfate de chaux en dissolution pour précipiter la baryte et la strontiane à l'état de sulfates. Le résidu des eaux de Saint-Nectaire n'a produit aucun précipité, tandis que, dans les mêmes conditions, la dissolution acide du dépôt ocracé en a fourni un très-faible que j'ai reconnu, d'une manière qui ne laisse aucun doute, pour être de sulfate de baryte.

La présence de la baryte dans le dépôt ocreux sera, dans mon analyse de cette matière, marquée d'un point de doute, attendu que, pendant que je laissais sécher ce dépôt spontanément au contact de l'air, on pulvérisait et on tamisait dans mon laboratoire du carbonate de baryte, pour faire le traitement de minerais de lithine.

Dans sa brochure, M. J. Lefort soutient l'hypothèse que la strontiane qu'il a trouvée existe dans les eaux de Saint-Nectaire à l'état de sulfate de strontiane ; il s'appuie pour cela sur la solubilité partielle de ce composé et sur la présence de sulfates alcalins dans les eaux de Saint-Nectaire. M. J. Lefort a oublié sans doute que ces eaux renferment surtout des carbonates alcalins et qu'en présence de ces carbonates, il ne peut exister de sulfate de strontiane, puisque celui-ci est décomposé par les carbonates alcalins même lorsqu'il est à l'état insoluble.

Ces faits se rattachent encore aux belles lois de Berthollet sur lesquelles doit s'appuyer tout chimiste qui veut établir le groupement des éléments minéraux contenus dans une liqueur dont les conditions physiques sont connues.

Les eaux de Saint-Nectaire, analysées par moi, ne contiennent point de strontiane.

Analyse de la pellicule cristalline surnageant sur les eaux de Saint-Nectaire.

Cette matière, qui se présente sous la forme de pellicules d'un blanc jaunâtre, vue au microscope, paraît composée de petits cristaux transparents ; soumise à l'analyse, elle a fourni tous les composés insolubles que l'eau de Saint-Nectaire retient en dissolution à la faveur de son acide carbonique et principalement du carbonate de chaux dont cette matière paraît être formée exclusivement. L'appareil de Marsh y décèle, d'une manière bien sensible, la présence de l'arsenic. Après avoir été séchée à la température de 120 degrés, cette pellicule m'a donné à l'analyse la composition suivante :

COMPOSITION ANALYTIQUE.		COMPOSITION ÉQUIVALENTE.	
Acide carbonique	42,75	Carbonate de chaux	92,84
Chaux	51,99	Carbonate de magnésie	3,64
Magnésie	1,74	Oxyde de fer	1,76
Oxyde de fer	1,76		
Alumine	0,35	Alumine	0,35
Potasse }		Sous-arséniate de fer	trac.s.
Soude }		Carbonates alcalins }	
Chlore }	0,49	Chlorures alcalins }	0,49
Acide sulfurique }		Sulfates alcalins }	
— arsénique }		Silice soluble et insoluble	0,70
Silice soluble et insoluble	0,70	Matières organiq. azotées	traces
Matières organiq. azotées	traces		99,78
	99,78		

Analyse du dépôt ocracé qui se forme au fond des réservoirs des eaux de Saint-Nectaire.

Le dépôt ocreux des eaux de Saint-Nectaire, tel que M. le docteur Basset me l'a remis à Paris, se présente sous forme d'une boue d'un jaune de rouille à la surface, mais qui conserve une teinte verdâtre dans les parties qui sont à l'abri du contact de l'air; cette teinte verte est due à un sel de protoxyde de fer qui s'oxyde rapidement au contact de l'air et qui fait qu'en laissant sécher spontanément la matière, pour en faire l'analyse, tout le composé de fer au minimum est passé au maximum d'oxydation.

Après la dessiccation spontanée, la matière ocracée a encore fourni à l'analyse 11 p. 0/0 d'eau (je n'ai pas desséché la substance à l'étuve afin de conserver à une partie de la silice qu'elle contient sa solubilité dans les acides et dans les alcalis fixes).

L'analyse a fourni pour la composition de ce dépôt ocreux les substances et les nombres suivants :

COMPOSITION ANALYTIQUE.		COMPOSITION ÉQUIVALENTE.	
Acide carbonique	19,44	Carbonate de chaux	36,50
Chaux	21,02	— de magnésie	7,60
Magnésie	3,64	— de baryte?	traces
Baryte?	traces	Arséniate de fer basique	4,57
Oxyde de fer	19,44	Oxyde de fer	17,59
Alumine	4,12	Alumine	4,12
Potasse et soude	traces	Carbonates alcalins	traces
Chlore	traces	Chlorures alcalins	traces
Acide arsénique	2,72	Silice soluble	4,52
Silice soluble	4,52	Roches quartzeuse et micacée	14,11
Roches quartzeuse et micacée	14,11	Matières organiq. azotées	traces
Matières organiq. azotées	traces	Eau	10,85
Eau	10,85		99,86
	99,86		

Il résulte de cette analyse que les eaux de Saint-Nectaire, en perdant l'excès d'acide carbonique qu'elles renferment en arrivant au contact de l'air atmosphérique, laissent déposer presque tous les composés insolubles qu'elles retenaient en dissolution à la faveur de cet acide carbonique libre.

On voit de même, par cette analyse, que les composés les moins solubles dans l'acide carbonique se concentrent dans ces dépôts ocreux, tandis que l'eau minérale n'en retient que des traces très-difficiles à apprécier quelquefois ; tels sont les arséniates de fer et de chaux, l'oxyde de fer qui existait dans l'eau à l'état de carbonate, de protoxyde, l'alumine, les phosphates de chaux, de fer, etc., etc.

La silice soluble trouvée dans les dépôts ocreux de Saint-Nectaire et en dissolution dans les eaux minérales elles-mêmes, ainsi que le dégagement abondant d'hydrogène sulfuré qui se produit à l'entrée des sources de ces eaux, sembleraient prouver que, dans leur parcours, les eaux de Saint-Nectaire passent sur ces sulfures si curieux, que l'eau décompose, et qui ont été si bien étudiés par M. Frémy.

CONCLUSIONS.

En m'appuyant sur les résultats du travail analytique que je viens d'exposer, je conclus :

Que les eaux de Saint-Nectaire contiennent de l'arsenic, mais en quantité tellement minime, qu'on est souvent obligé de recourir à l'analyse des matières solides qu'elles laissent déposer en sortant de leur source, pour être fixé sur la présence de ce métalloïde.

Que, contrairement à l'opinion de M. J. Lefort, les eaux minérales de Saint-Nectaire ne renferment point d'iode, d'acide phosphorique, ni de strontiane.

Paris, le 3 février 1860. A. TERREIL,

Chimiste au Muséum de Paris.

Les eaux de Saint-Nectaire laissent déposer dans les conduits et dans les bassins où elles sont renfermées, une matière verdâtre, quelquefois brunâtre, qui constitue ce qu'on peut appeler les conferves de Saint-Nectaire.

Voici la descriprion que M. Montagne, membre de l'Institut, a bien voulu me remettre. C'est le résultat de l'examen attentif qu'il a fait des plantes que je lui ai remises.

Oscillaria nectariensis montg., mss. : strato diffuso porraceo, filis rectis fragilibus breviter radiantibus 0,mm005 crassis articulatis, articulis ægre conspicuis vel diametro æqualibus vel (augmento majori) eodem triplo brevioribus, apiculi attenuati interdum leniter curvuli aut recti, hyalini vix 0mm,002 crassi articulis ad genicula sæpe paululum contractis. Hab. in aquis thermalibus Sancti-Nectarii cum sequente legit mecumque communicavit Cl. Basset, harum thermarum medicus inspector.

Descriptio. — Fila rectiuscula, cylindrica, viridia (secundum ætatem smaragdina, prasina, aut porracea), longitudine incerta gaudentia, diametro 0mm,005 adæquantia, sensim ad finem curvulum usque attenuata, ubi eorum diameter vix 0mm,002 metitur modo ad speciem continua gonimica, modo obscure articulata, ad augmentum vero maximum (500 — 800) observata, articuli conspiciuntur plus minus longi secundum amplificationis gradum, nunc diametro fili æquales, nunc duplo triplove minores, in apiculo quandoque decolorante ad genicula paululum contracti, ut in O. O Juliana et cortiana. Interdum fila, striis interruptis, vacua et hyalina.

Observation. — J'avais d'abord cru pouvoir rapprocher cette oscillaire de l'*O. tenuis Ag.* qui, comme on sait, varie singulièrement d'aspect; mais l'étude que j'ai faite de nombreux types m'a démontré que toutes les variétés étaient constantes dans leurs caractères les plus saillants, le diamètre de leurs filaments et la longueur des articles. En effet, ces filaments qui mesurent dans cette espèce $0^{mm},0075$, sont d'un bon tiers moins épais dans la nôtre, sans parler de la nuance, de la couleur qui est d'un vert différent.

Cette oscillaire est mélangée dans une boue mucilagineuse avec une amphora que je vais décrire et une grande quantité de cristaux.

Amphora vitrea Montg., mss. — Ellipsoidea hyalina, apicibus productis truncatis, lineis longitudinalibus marginalibus binis ternis, mediis binis subtilissimis approximatis, margine (ad augment. maximum) moniliformi striato, valvarum diductarum utroque fine sub recurvo, interaneis fulvis. Hab. oscillariæ prioris species earumdem aquarum consors.

Longit. — $0^{mm},035$ — 0,045.

Descript. — Singulum individuum adversum intuitum formam ellipsoideam, quina cintimillimetra longitudine in medio bina tantum cintimillimetra latitudine metientem, attenuata et truncata, doliolum refert. Hæc amphora crystallina, hinc visu difficillima, lineolis longitudinalibus quinis percursa est; mediis binis approximatis interanea fulva oblonga quamque valvam occupantia sejungentibus, marginalibus ternis, exterioribus moniliformi striatis. Valvæ aliquanto majores (5 centimill.) cymbellam elegantissimam referunt, cujus extremitates sursum revolutæ at semper obtusæ arcum laxatum simulant.

Observation. — Je ne saurais me dispenser de dire quelques mots sur le choix du genre amphora auquel je me suis arrêté pour y rapporter cette diatomacée. J'aurais pu tout aussi bien, ou faire un cocconema sans pédicelle ou même une cymbelle, à ne considérer que ses valves détachées du frustule. On ne saurait imaginer la confusion qui a régné longtemps entre les espèces de ces genres qui, primitivement, militaient sous le nom de bacillaria, puis de frustulia. Pour s'en convaincre, il suffit de consulter les livres des principaux auteurs qui traitent de ces êtres si difficiles à étudier et à classer, et surtout MM. Ehrenberg et Kutzing (1).

L'espèce des eaux de Saint-Nectaire, ainsi qu'on a pu le voir dans ma description, offre, selon qu'elle est entière ou disloquée, les caractères d'une amphora ou d'une cymbelle, et même d'un cocconema, si l'on veut bien faire abstraction du pédicelle. Elle ne présente aucune strie transversale et ce n'est qu'à un grossissement de 800 diamètres qu'on peut, en modifiant l'éclairage, constater que les bords extérieurs offrent des granulations qui les font paraître moniliformes. A part les deux *interanea* d'un jaune sale, quelquefois rapprochés, quelquefois éloignés, tout le reste est cristallin et de la plus grande transparence.

Parmi les espèces d'amphora figurées par MM. Kutzing et W. Smith, je ne vois que les *A. coffeæ formis var.* Fischeri, qui se montrent dans des conditions analogues, et *A. Salina*, qui rappellent mon espèce par leur forme;

(1) V. Kutzing, *Di. Bacillarien*, p. 108, t. 5. F. XXXVIII. — W. Gregory, *On news form. of Diatom.* etc., Edimb. 1857. — W. Smith, *Syn. of the Brit. Diat.* I, p. 119, t. XXX, f. 251.

mais n'ayant de type ni de l'une ni de l'autre pour les comparer, et en l'absence d'un description convenable, je ne saurais sortir de mon incertitude qu'en proposant la diatomacée de Saint-Nectaire sous un nom nouveau, au risque d'accroître la désolante synonymie qui menace d'étouffer la science. Toutefois, à ne s'en rapporter qu'à la trop courte diagnose, la présente espèce différerait de la première par sa forme et sa dimension, et de la seconde par l'absence des stries transversales.

Dans ces derniers temps, un de mes amis, M. le professeur Gregory d'Edimbourg, dont la science déplore la perte prématurée, a publié avec de bonnes figures et surtout d'excellentes descriptions *trente-deux* nouvelles espèces de ce genre trouvées dans la Clyde, ce qui en porte le nombre à cinquante et un. Je n'en vois aucune qui soit comparable à celle que nous devons à M. le docteur Basset ; on peut donc faire cette réflexion à l'occasion de ces algues, c'est que, bien que les eaux de Saint-Nectaire aient une grande ressemblance de composition avec celles de Vichy, les deux cryptogames qui habitent les unes et les autres sont pourtant très-différentes et peuvent servir à les distinguer même sans analyse chimique. Ainsi, celles de Saint-Nectaire sont remarquables par la présence de l'*oscillaria nectariensis* et de l'*amphora vitrea* tandis que les eaux thermales de Vichy le sont par les *ulothrix* et *navicula vichiensis*.

C... M...

CHAPITRE III

Effets physiologiques.

Il m'a été permis d'étudier cette année avec grand soin les effets physiologiques des eaux de Saint-Nectaire, et j'espère avoir ajouté quelques faits nouveaux à ceux que j'ai donnés l'année dernière. Comme ces eaux sont encore peu connues et que le petit nombre de travaux publiés sur Saint-Nectaire ne contiennent que des renseignements assez vagues, je tâcherai, dans ce mémoire, d'être plus explicite et aussi complet que possible. En effet, c'est l'étude physiologique d'une eau minérale qui doit aider la praticien dans le mode de son administration.

Je vais donc examiner l'effet des eaux de Saint-Nectaire sur les principaux appareils organiques.

Tube digestif. Chez toutes les personnes que nous avons soumises aux eaux de Saint-Nectaire, nous avons pu constater une notable augmentation de l'appétit, et c'est surtout chez les enfants lymphatiques que l'action des eaux se faisait le plus sentir.

Au bout de quelques jours de traitement, il devenait impossible de satisfaire leur appétit, et on les voyait quitter notre station thermale forts et bien portants, lorsqu'ils y étaient arrivés faibles et avec un appétit capricieux.

Facilité de la digestion. La digestion est beaucoup plus facile aux eaux de Saint-Nectaire ; elle se fait en général sans dégagement de gaz, si ce n'est chez les personnes atteintes de gastralgie rebelle. Les malades qui viennent à notre station pour des affections de l'estomac en retirent même un très-bon effet. Ils peuvent en général, au bout de quelques jours de traitement, très-bien supporter une nourriture substantielle, sans éprouver ni vomissements ni pesanteur d'estomac.

Soif. J'ai pu constater, chez presque tous les baigneurs, une notable augmentation de la soif et de la sécheresse de la bouche.

Selles. En général on voit, sous l'influence des eaux de Saint-Nectaire, les selles diminuer de nombre et augmenter de consistance; bien souvent il en résulte une constipation telle que les baigneurs sont forcés d'avoir recours à des lavements pour la vaincre.

Respiration. Le plus souvent, lorsque l'on se plonge dans un bain, on n'éprouve qu'un sentiment de bien-être; quelquefois on ressent un serrement à l'épigastre et à la poitrine, rarement ce sentiment gêne assez la respiration pour obliger les malades à sortir de l'eau; mais je n'ai vu cet accident que deux ou trois fois se produire, et encore les baigneurs avaient-ils une constitution affaiblie par des affections anciennes et voulaient-ils prendre des bains trop chauds.

Circulation. Dans un bain temperé de 25 à 30°, l'état du pouls change peu; c'est à peine s'il augmente de deux ou trois pulsations. Pendant toute la durée d'un traitement sagement suivi, il ne m'a pas été donné d'observer une élévation notable des battements du pouls.

Les palpitations de cœur paraissent diminuer de fréquence. Il ne m'a pas encore été possible de me former une opinion bien arrêtée sur ce phénomène, mais M. le docteur Vernière, maintenant inspecteur des eaux du Mont-Dore, et mon prédécesseur à Saint-Nectaire, a écrit un article assez long pour prouver cette action des eaux de Saint-Nectaire sur les battements du cœur. On ne peut cependant pas impunément faire un usage trop prolongé des eaux de Saint-Nectaire. Il est même rare que l'on puisse les continuer pendant un mois entier. Souvent, vers le dix-huitième bain, les phénomènes d'excitation apparaissent.

Voici quels sont ces phénomènes:

Une agitation parfois assez grande; cette agitation se continue la nuit et donne au malade une insomnie quelquefois complète, ou au moins un sommeil mêlé de rêves désagréables ; le pouls devient plus fort et la peau plus chaude. Parfois, les accidents présentent un degré de plus, et il n'est pas rare de voir un véritable état fébrile se développer. Le pouls s'accélère alors, mais jamais dans une forte proportion. Il suffit souvent de supprimer un jour ou deux les bains, pour voir le mouvement fébrile se dissiper et les malades reprendre leur état normal.

Sécrétion. Urines. Les urines sont en général rapidement augmentées de quantité ; elles deviennent rapidement alcalines chez les personnes soumises aux eaux intra et extra ; chez celles qui ne font usage que des bains, ce n'est que vers le huitième bain qu'elles sont rendues alcalines. Plusieurs expériences m'ont permis de constater qu'un bain neutralisait les urines.

Peau. Sous l'influence des bains, la peau se couvre rapidement d'une rougeur intense.

La sécrétion de la peau et de la salive, loin d'être activée par les eaux de Saint-Nectaire, tend plutôt à diminuer. On n'obtient la sueur qu'en forçant l'action déjà énergique des eaux, et c'est une sorte de sueur laborieuse qui en résulte, et qui est plutôt nuisible qu'utile aux baigneurs.

État des forces. Les individus qui viennent prendre nos eaux se sentent en général, après quelques jours de traitement, plus robustes ; ils éprouvent plus de souplesse dans les membres, et ce n'est qu'après une saison trop longue, des bains trop chauds et des douches trop prolongées, que la courbature se fait sentir.

Système nerveux. Ce n'est que chez les personnes très-impressionnables, chez les femmes surtout, que j'ai pu observer quelques légers troubles du côté du système nerveux. Ils se traduisaient seulement par de la céphalalgie et il suffisait d'un jour ou deux de repos, ou d'un bain moins chaud ou d'un bain mitigé pour faire disparaître cet accident.

Sommeil. Généralement bon pendant les quinze premiers jours du traitement, ne commence à devenir agité que vers la fin de la saison. Il n'y a que chez quelques malades très-impressionnables que j'ai vu le sommeil devenir agité dès les premiers bains.

Fonctions génitales. Les eaux de Saint-Nectaire contribuent à donner aux femmes des règles plus régulières, à supprimer les leucorrhées, et il est même très-remarquable de voir avec quelle rapidité sont arrêtées les flueurs blanches rebelles. Mais naturellement elles restent sans action sur les autres fonctions que sont appelés à remplir les organes génitaux, tant chez l'homme que chez la femme.

Après avoir examiné chaque fonction en particulier, je vais donner les effets physiologiques des bains et de l'eau prise en boisson.

Bains. Les eaux de Saint-Nectaire sont éminemment excitantes; elles doivent donc, administrées en bains, avoir pour premier effet de produire une excitation générale de tout l'organisme.

Les bains de Saint-Nectaire, à une température de 35 à 36 degrés centigrades, amènent souvent le même jour un état d'excitation générale, caractérisée par de l'agitation la nuit et de l'insomnie. Le pouls devient plus fort, il s'accélère et quelquefois même un mouvement de fièvre s'allume. Cet état passager disparaît rapidement si l'on cesse de prendre des bains à une température aussi élevée. Mais si l'on persiste, il arrive souvent qu'une fièvre continue simple se déclare. J'ai eu plusieurs fois occasion d'observer des malades qui, se fiant sur la force de leur tempérament, prenaient malgré mes conseils des bains trop chauds. Ils étaient, au bout de trois ou quatre jours, obligés de suspendre leur traitement. De 28 à 32 degrés centigrades, les bains réussissent assez bien aux personnes d'une constitution robuste, mais c'est surtout de 25 à 28 degrés qu'il n'y a plus à craindre les phénomènes d'excitation et que les bains sont le mieux supportés. Ils sont alors fort agréables, et l'on en retire une sensation de bien-être évidente. Sous l'influence de ces bains, les urines deviennent alcalines au bout de sept à huit jours.

Résultat des bains. Ils sont toniques et excitants.

Les eaux de Saint-Nectaire ne portent pas à la surface de la peau. La saturation est souvent indiquée par une agitation générale, de la fièvre, de la courbature, des symptômes d'embarras gastrique; la bouche est mauvaise, il y a de la pesanteur épigastrique suivie de la diarrhée.

Du reste, la plupart de ces phénomènes s'observent auprès de presque toutes les stations thermales; ils sont un effet de la thermalité des eaux, et si j'ai exposé avec détail les effets physiologiques des bains de Saint-Nectaire, c'est pour prouver qu'ils jouissent de toutes les qualités attribuées aux eaux minérales les plus actives et les plus suivies.

Boisson. Prises en boisson à la dose de deux à trois verres par jour, les eaux de Saint-Nectaire sont parfaitement supportées ; les buveurs n'accusent en général aucune pesanteur d'estomac ; elles facilitent la digestion, elles augmentent l'appétit et la soif ; les selles diminuent, les enfants mêmes les supportent assez bien à cette dose. Mais si dès le début on commence par cinq ou six verres, comme certains malades veulent le faire, ce nombre de verres ne peut être supporté, et des accidents peuvent survenir. On observe alors ce qui suit : l'appétit diminue, la soif devient plus vive, la digestion pénible, laborieuse, accompagnée de sécrétions gazeuses. Les selles, qui avaient diminué de fréquence, deviennent plus abondantes, et souvent même on arrive à de la diarrhée, qui oblige de suspendre pendant quelques jours le traitement. Il est rare de voir, dans ce cas, de la constipation et même la conservation de l'état normal.

Si l'on veut prolonger trop longtemps l'usage des eaux de Saint-Nectaire ou même augmenter progressivement ce nombre de verres et arriver à cinq ou six par jour, les mêmes phénomènes se produisent et l'on est assez vite obligé de suspendre et de revenir à des doses beaucoup moins considérables.

CHAPITRE IV

Effets thérapeutiques.

Rhumatisme.

Les eaux de Saint-Nectaire sont fréquentées tous les ans par un assez grand nombre d'individus atteints d'affections rhumatismales. On peut en observer toutes les variétés. La plupart du temps, on ne se décide à venir aux eaux qu'en désespoir de cause, quand tous les traitements ont échoué ; ce sont surtout les personnes atteintes d'arthrites rhumatismales chroniques qui viennent en plus grande quantité à nos eaux, et après avoir essayé de bien des traitements. Le rhumatisme musculaire, au contraire, est beaucoup plus rare ; du reste, il cède plus rapidement aux diverses méthodes thérapeutiques.

Sur les 172 baigneurs dont j'ai pu recueillir l'observation, il y a 69 malades atteints de rhumatismes (39 hommes et 30 femmes). Voici quelles sont les professions indiquées par ces personnes.

Parmi les hommes, il y en avait

11 sans profession,
9 cultivateurs,
3 scieurs de long,
2 marchands de tamis,
1 journalier,
1 boucher,
1 curé,
1 négociant,
1 terrassier,
1 gendarme,
1 entrepreneur,
1 maçon,
1 marchand de bestiaux,
1 voiturier,
1 aubergiste,
1 avocat,
1 juge,
1 notaire.

Parmi les femmes, il y en avait

16 sans profession,
4 journalières,
2 ouvrières en dentelles,
2 couturières,
2 institutrices,
1 boulangère,
1 sœur de charité,
1 terrassière,
1 négociante.

Ces 69 malades présentaient les âges suivants :

Hommes.	8 ans.	1
	de 10 à 20 ans.	4
	de 20 à 30 ans.	6
	de 30 à 40 ans.	8
	de 40 à 50 ans.	11
	de 50 à 60 ans.	6
	de 60	3
Femmes.	de 10 à 20 ans.	5
	de 20 à 30 ans.	3
	de 30 à 40 ans.	5
	de 40 à 50 ans.	7
	de 50 à 60 ans.	5
de 60 ans et au-dessus.		5

Constitution. La constitution des individus rhumatisants a présenté de très-grandes variétés. Je puis cependant, d'après mes observations, affirmer que chez 25 hommes et 17 femmes la constitution était bonne, tandis que chez 14 hommes et 13 femmes elle était débilitée, soit primitivement, soit plutôt par suite de la longue durée de la maladie.

Antécédents morbides. Les antécédents morbides n'offrent rien de remarquable. La plupart sont dus à des attaques anciennes de rhumatisme, à de vieilles arthrites, des accès de goutte dont les suites amènent le malade aux eaux de Saint-Nectaire. Il est inutile de signaler les autres qui n'ont aucun rapport avec l'affection qui m'occupe en ce moment.

Début. J'ai toujours cherché à pouvoir fixer d'une manière nette et précise l'époque du début et renseigner ainsi le lecteur sur l'ancienneté et la durée des affections que j'avais à traiter. Sur mes 69 baigneurs, 19 fois le début du rhumatisme remontait au plus à six mois, au moins à un mois; 9 malades étaient atteints de douleurs depuis 6 mois à 1 an; chez 35 sujets, l'affection remontait à plus d'une année. J'ajouterai que chez 6 malades le début était tellement ancien qu'il leur était impossible d'en fixer l'époque.

Siége. Je diviserai en 3 classes les rhumatismes pour en fixer le siége :

Rhumatisme monoarticulaire,
Hommes 12, Femmes 3;
Rhumatisme polyarticulaire,
Hommes 17, Femmes 18;
Rhumatisme musculaire,
Hommes 8, Femmes 8;
Lumbago,
Hommes 2, Femmes 1.

Rhumatisme monoarticulaire. Les articulations prises chez les baigneurs affectés de rhumatisme monoarticulaire ont été les suivantes :

Articulation scapulo-humérale, 7 hommes;
Articulation du poignet, 2 hommes;
Articulation coxo-fémorale, 1 femme ;
Articulation du genou, 3 hommes, 2 femmes.

Rhumatisme polyarticulaire. Voici comment étaient répartis les 35 cas de rhumatisme polyarticulaire :

2 articulations prises,	3 hommes,	2 femmes ;
3 —	2	1
4 —	2	1
Rhumatisme général	10	14

Rhumatisme musculaire. 8 malades atteints de douleurs vagues sont venus se faire traiter pour des atteintes de rhumatismes musculaires. Tous ces rhumatismes étaient passés à l'état chronique.

Traitement. Le traitement qui a été suivi peut être formulé de la manière suivante : tous les jours, un bain à 32° centigrades d'une heure de durée. Les 69 malades y ont été soumis. Le nombre des bains a été en moyenne de :

Moins de 15 bains,	hommes 5,	femmes 1.
15 bains,	hommes 15,	femmes 10.
de 15 à 21 bains,	hommes 16,	femmes 12.
21 bains et plus,	hommes 3,	femmes 7.

A ce système de bains, on ajoutait des douches sur l'articulation ou les articulations malades ; quarante-deux fois il en a été ainsi.

La douche présentait la température suivante :

Source du mont Cornador,	39°.
Source Boëtte,	40°.
Source Mandon,	37°.

On commençait par donner une douche de cinq

minutes, dont tous les jours on augmentait la durée jusqu'à la prolonger pendant un quart d'heure. Voici quel a été le résultat : 22 hommes et 19 femmes sont partis complétement guéris; 14 hommes et 11 femmes ont été seulement améliorés; 2 hommes n'ont éprouvé aucun soulagement. J'ajouterai que s'il était possible de garder les baigneurs aux eaux le temps nécessaire pour un traitement complet, ses résultats seraient encore plus concluants.

Suite de Fracture.

2 malades atteints de fracture ancienne sont venus se faire guérir du gonflement et de la roideur qui persistent toujours après la consolidation.

Il y avait un notaire et une dame sans profession.

L'un était âgé de 30 ans, l'autre de 50.

Leur constitution était bonne et solide.

L'affection était ancienne chez ces deux baigneurs.

L'homme était atteint d'une fracture de la jambe droite siégeant à la réunion des deux tiers supérieurs du tibia avec le tiers inférieur, suite d'une chute de cheval, datant de six mois. Il avait conservé de la douleur et un gonflement considérable de tout le membre. L'articulation du genou droit était surtout très-douloureuse. La dame avait une fracture de l'extrémité inférieure du radius causée par une chute sur le poignet droit. L'accident était arrivé au mois d'octobre 1858, et lorsque la malade vint aux eaux, il lui restait encore un gonflement considérable de la main, de la roideur dans les doigts et une douleur assez vive dans l'épaule droite. Elle ne remuait son bras qu'avec peine.

Le traitement administré à ces 2 baigneurs consista en bains d'une température de 28° à 30° centigrades, et en douches que l'on avait soin de promener sur la partie atteinte de gonflement.

Le nombre des bains fut de 15 pour l'homme et de 21 pour la dame.

Ces deux personnes quittèrent Saint-Nectaire parfaitement guéries.

Frappé de ces deux guérisons et d'une troisième déjà obtenue l'année précédente, j'ai cru pouvoir être utile aux blessés de l'armée d'Italie et j'ai proposé mes services au gouvernement. Comme je désirais que ma demande fût un avantage plutôt qu'une dépense pour l'Etat, j'offrais de prendre à ma charge, sauf les frais du voyage, les blessés que l'on voudrait bien m'envoyer. Je me suis alors adressé à M. le ministre des travaux publics dont le bienveillant appui ne m'a pas fait défaut. Il a eu la bonté de faire passer ma demande à M. le ministre de la guerre, mais Son Excellence m'a répondu que les blessés avaient été répartis dans les établissements de l'Etat.

Névralgie sciatique.

Trente-six malades atteints de névralgie sciatique sont venus demander à Saint-Nectaire la guérison de leur maladie.

Sur ces 36 baigneurs il y avait 27 hommes et 9 femmes. Leur âge était le suivant :

Hommes.	de 10 à 20 ans	1
	de 20 à 30	4
	de 30 à 40	8
	de 40 à 50	6
	de 50 à 60	5
	60 ans et au-dessus	3
Femmes.	de 10 à 20	2
	de 20 à 30	1
	de 30 à 40	1
	de 40 à 50	2
	de 50 à 60	3

Ils exerçaient les professions suivantes :

Hommes.	Cultivateurs	13
	Journalier	1
	Prêtre	1
	Charpentier	1
	Voiturier	1
	Boucher	1
	Constructeur de ponts	1
	Intituteurs	1
	Vigneron	1
	Mineur	1
	Tailleur	1
	Aubergiste	1
	Sans profession	3

Femmes.	Journalière	1
	Sœur de charité	1
	Sans profession	7

Constitution. 18 hommes et 6 femmes jouissaient d'une bonne constitution; 9 hommes et 3 femmes avaient une santé un peu détériorée et affaiblie.

Antécédents morbides. 17 personnes firent connaître qu'elles avaient eu déjà plusieurs fois des sciatiques analogues à celles qui les faisaient venir aux eaux, 2 malades se plaignirent de douleurs gastralgiques. Les autres jouissaient d'une bonne santé.

Début. Le début de ces sciatiques était en géneral très-ancien. Il remontait à un mois au moins et six mois au plus chez 7 hommes et 5 femmes; chez 4 hommes et 1 femme, la névralgie datait de six mois au moins et d'un an au plus; et enfin 16 hommes et 3 femmes avaient une affection qui durait depuis plusieurs années et ce n'était qu'à bout de remèdes qu'ils s'étaient décidés à venir demander leur guérison à Saint-Nectaire.

Siége. Chez 13 hommes et 6 femmes, la névralgie siégeait dans la cuisse droite; chez 12 hommes et 2 femmes, dans la cuisse gauche, chez 2 hommes et 1 femme, elle affectait les deux membres supérieurs. 8 hommes et 6 femmes accusèrent que le maximum de la douleur résidait dans la partie supérieure du nerf, 2 hommes, dans la partie inférieure, enfin 17 hommes et 3 femmes, dans tout le trajet.

Traitement. Voici quel fut le traitement employé pour les 36 malades :

Des bains à la température de 32 degrés à 34 degres centigrades, de 1 heure de durée, et des douches de 5 à 15 minutes.

4 hommes prirent moins de 15 bains.
15 hommes et une femme prirent 15 bains.
7 hommes et 7 femmes — de 15 à 21 bains
1 homme et 1 femme — 21 bains.

Le résultat a été des plus satisfaisants : je n'ai eu aucun insuccès. 20 hommes et 6 femmes quittèrent Saint-Nectaire parfaitement guéris ; 7 hommes et 3 femmes furent sensiblement améliorés, et je ne doute pas que quelques jours de traitement de plus les eussent parfaitement guéris.

Névralgie intercostale.

Cinq personnes, 3 hommes et 2 femmes, sont venues réclamer nos soins pour cette affection.

Age. Des 3 hommes, l'un avait 42 ans, l'autre 34 ans et le troisième 33 ans ; des 2 femmes, l'une avait 37 ans et l'autre 50 ans.

Profession. Les 5 malades exerçaient les états suivants : il y avait 2 cultivateurs, 1 tailleur de pierres, 1 couturière et 1 sans profession.

Constitution. Bonne pour 3 hommes et 1 femme, la constitution était faible pour la seconde.

Début. J'ai pu constater l'ancienneté de la maladie chez 4 baigneurs. 3 ou 4 ans, 18 mois, 14 mois, 10 ans, telle était l'époque du début; la cinquième n'a pu en préciser la date.

Siége. La névralgie affectait le trajet du cinquième espace intercostal pour l'un, du neuvième pour l'autre, le troisième se plaignait de douleurs vagues dont il ne pouvait indiquer le siége positif. Les 2 femmes souffraient l'une sur le trajet du septième et la seconde sur le trajet du neuvième nerf intercostal.

Traitement. Les 3 hommes prirent 15 bains; des 2 femmes l'une prit 16 bains, l'autre 20.

On joignit à ce traitement l'eau en boisson de 2 à 3 verres par jour.

Ils supportèrent tous bien le traitement et quittèrent Saint-Nectaire dans un état assez satisfaisant : 3 étaient guéris, 2 étaient améliorés.

Névralgie trifaciale.

Nous avons observé 5 malades qui présentaient les signes caractéristiques d'une névralgie de l'une des branches du nerf trifacial. Il y avait 2 hommes et 3 femmes.

De ces 5 baigneurs, 2 étaient cultivateurs, 3 étaient sans profession.

Age. Les deux hommes avaient, l'un 50 ans, l'autre 44, et les 3 femmes avaient, l'une 29 ans, l'autre 28 et la troisième 60 ans.

Constitution. Sous le rapport de la constitution, les 2 hommes et une femme en avaient une bonne et solide, les deux autres étaient évidemment débilitées.

Début. Le début de l'affection a pu être constaté chez 2 de nos malades : chez l'un, elle remontait à huit mois, chez l'autre, il était tellement ancien qu'il ne pouvait en préciser la date ; une des femmes souffrait depuis 10 ans, une autre depuis 6 ans et la troisième depuis 6 mois.

Siége. Dans deux cas, les branches maxillaires supérieure et inférieure étaient atteintes par la névralgie; chez 1 homme et 2 femmes c'était seulement la branche maxillaire supérieure.

Traitement. Le nombre de bains qui leur fut administré fut le suivant : les deux hommes prirent, l'un 13 bains et l'autre 19; les trois femmes prirent, l'une 20 bains, l'autre 19 et la troisième 8.

A ce système de bains je joignais, quand les accès étaient très-violents, des douches de gaz acide carbonique sur le point douloureux.

Ces 5 malades supportèrent assez bien le traitement. Le résultat fut assez heureux : deux hommes et une femme furent guéris, une autre femme fut simplement améliorée, la troisième commençait à ressentir de l'amélioration, lorsqu'une perte la força de suspendre son traitement et lui fit quitter Saint-Nectaire.

Gastralgie.

Les eaux de Saint-Nectaire attirent tous les ans un certain nombre de personnes atteintes d'affections de l'estomac, et nous avons eu cette année à traiter 12 malades, dont 3 hommes et 9 femmes, souffrant de gastralgie assez rebelle.

Age. De 20 à 30 ans, nous avons 5 baigneurs, 4 dames et un homme ; de 30 à 40 ans, nous trouvons 2 dames et un homme ; de 40 à 50 ans, 3 dames et un homme âgé de 52 ans.

Profession. Les trois hommes exerçaient les professions suivantes : 1 employé au chemin de fer, 1 cultivateur, 1 capucin ; des 9 femmes, 6 étaient sans profession, les 3 autres étaient, l'une journalière, l'autre aubergiste, la troisième sœur de charité.

Constitution. La constitution de ces baigneurs s'est trouvée bonne et assez forte dans 7 cas ; faible et un peu détériorée dans 5.

Parmi les antécédents morbides signalés par les malades, nous voyons que sur ces 12 personnes, 8 avaient déjà eu des gastralgies plus ou moins rebelles trois ou quatre ans auparavant, et chez 4 l'affection datait de 6 mois à deux ans.

Chez les 12 individus, les caractères de la gastralgie étaient parfaitement évidents ; l'appétit était variable, en général diminué, quelquefois bizarre (3).

L'apparition des douleurs gastralgiques, après l'ingestion des aliments, existe chez 11 malades, 3 fois pour les hommes et 8 fois pour les femmes, soit qu'elles ne se développassent qu'à cet instant, soit qu'elles n'eussent fait qu'augmenter d'intensité. Nous avons trouvé chez cinq femmes, comme phénomène concomitant, des vomissements nerveux bien caractérisés.

Tous ces malades présentaient des développements de gaz plus ou moins abondants et tous une constipation opiniâtre. Parmi les 9 femmes atteintes de gastralgie, 7 étaient bien réglées, une irrégulièrement et 2 ne l'étaient plus, 4 avaient des pertes blanches assez abondantes avant et après l'époque menstruelle. Le traitement auquel tous les gastralgiques furent soumis a été à peu près identique. Tous les jours, en commençant, deux verres d'eau minérale, on montait ensuite rapidement et on atteignait toujours le nombre 4, on allait rarement au-dessus. En même temps on administrait un bain d'une heure à une température de 30° centigrades ; 2 malades sur les 12 prirent un nombre de bains inférieur à 15. 9 malades prirent de 15 à 21 bains et 1 prit 21 bains.

Ces 11 personnes supportèrent parfaitement le traitement; jamais on ne fut obligé de le suspendre, et le résultat fut le suivant : 8 malades guérirent complétement ; 4 furent seulement améliorés.

Chlorose.

8 jeunes filles atteintes de cette affection sont venues cette année demander la guérison de leur maladie à Saint-Nectaire.

Age. Elles présentaient les âges suivants :

3 de 15 à 20 ans ;
2 de 20 à 25 ans ;
3 de 25 à 30 ans.

Profession. 6 de ces jeunes filles n'exerçaient aucune profession, 1 était institutrice et une autre journalière.

Constitution. Dans le plus grand nombre des cas, la constitution était faible et délicate, c'est que ce nous pûmes observer chez 6 malades, et chez 2 elle sembait dans un état normal.

Chez la plupart de ces jeunes chlorotiques, l'affection était ancienne et avait résisté à plusieurs traitements. Dans tous les cas, la chlorose était assez intense et bien caractérisée.

Sur les 8 malades, 2 n'avaient jamais été réglées; 6 avaient eu leurs règles d'abord régulières, et ce n'est que plus tard qu'elles étaient devenues irrégulières et que certaines s'étaient supprimées complétement.

Sur ces 6 chlorotiques, 5 avaient leurs règles irrégulières, diminuées de quantité, accompagnées de douleurs assez vives et suivies d'un écoulement leucorrhéique. Une seule avait des règles tellement augmentées de quantité qu'elles simulaient de véritables pertes.

Dans tous les cas, il y avait des phénomènes gastralgiques d'une intensité variable ; chez 3, la gastralgie présentait un degré notable d'intensité, chez 5, elle était plutôt caractérisée par des symptômes vagues.

L'appétit, bien conservé chez 2 malades, était chez 6 autres devenu capricieux, souvent bizarre et même quelquefois nul.

La constipation existait dans tous les cas ; du côté du système nerveux, on a noté, dans 5 cas, une céphalalgie prédominante, et chez 2, des étourdissements fatiguant beaucoup les malades, et de la courbature. On n'a signalé aucun autre accident du côté du système nerveux.

Toutes ces jeunes filles présentaient un état de chlorose tellement avancé, que presque toutes étaient complétement décolorées. Toutes aussi avaient un souffle doux au premier temps et à la base du cœur; 4 ressentaient des palpitations et un dyspnée considérable dès qu'elles marchaient un peu vite ou montaient un escalier ; chez 4, nous avons trouvé à l'auscultation un bruit de souffle continu dans les vaisseaux du cou, affectant chez une le bruit de diable et chez un autre le timbre musical ; chez 4 le bruit était intermittent.

Le traitement employé chez les 8 chlorotiques a

été en général identique; on avait recours aux bains entiers chez toutes les malades; les bains variaient entre la température de 28 à 32° centigrades, et, dans la plupart des cas, ils étaient accompagnés de douches administrées sur les reins et sur les cuisses. En même temps, on faisait boire tous les jours aux malades de 2 à 6 verres d'eau.

Le nombre des bains fut le suivant :

4 en prirent 15 ;
3 en prirent 20 ;
1 en prit 21.

Toutes ces jeunes filles supportèrent parfaitement le traitement dont voici le résultat :

Guérison complète	3 ;
Très-améliorée	2 ;
Amélioration	3.

On doit faire remarquer que, dans tous les cas, je n'ai jamais employé de fer pendant la durée du traitement.

Scrofule.

Le succès des eaux de Saint-Nectaire, dans la maladie scrofuleuse, nous paraît incontestable. Aussi voyons-nous chaque année augmenter le nombre des malades qui viennent à nos eaux, pour y demander la guérison de leur diathèse. Nous avons eu à

5

traiter 20 malades atteints de l'affection scrofuleuse; il y avait 12 hommes et 8 femmes.

Age. Ces personnes présentaient les âges suivants:

De 5 à 10 ans,	3 hommes,	3 femmes ;
De 10 à 20 ans,	3 hommes,	3 femmes;
De 20 à 30 ans,	6 hommes ;	
De 30 à 40 ans,		2 femmes.

Profession. Nous avons eu :

7 cultivateurs ;
1 avocat ;
1 frère;
10 sans profession ;
1 domestique.

Constitution. La constitution était notablement débilitée et faible chez 14 de ces 20 individus scrofuleux; elle semblait assez bonne chez 6 autres, malgré les traces de scrofule.

Sous le rapport de la menstruation, 3 femmes étaient réglées, 2 avaient des règles assez régulières mais peu abondantes; une troisième les avait très-irrégulières et accompagnées de leucorrhée.

Nous avons pu préciser l'ancienneté de l'affection pour tous nos malades, excepté pour deux qui n'avaient pas observé l'époque du développement de leur maladie.

Ainsi, chez une femme, elle datait de 20 ans, chez 2 hommes et une femme, de 5 ans; chez 2 petits garçons et une petite fille, de deux ans ; chez 5 enfants, de 1 an ; enfin, chez 4 hommes et une femme, de 6 mois.

Voici quelles étaient les altérations scrofuleuses caractéristiques de la maladie pour ces 20 baigneurs :

Chez 11 malades, présentant le type scrofuleux, le nez gros et épaté, les lèvres saillantes, il existait, soit d'un seul, soit des deux côtés de la région cervicale, des ganglions hypertrophiés plus ou moins volumineux et formant en général chapelet. Ces ganglions étaient encore à l'état d'induration. Chez 2 filles et un jeune garçon, on observait des ophthalmies scrofuleuses ; 2 enfants étaient affectés de coxalgie ; 2 de tumeurs blanches de l'articulation tibio-tarsienne ; un jeune homme présentait un engorgement assez considérable des ganglions de l'aine ; une jeune fille une tumeur gommeuse à l'avant-bras et à la main.

Le traitement qui fut employé chez ces 20 scrofuleux fut d'abord les bains à une température de 28 à 32° et d'une heure de durée, des douches de 5 à 15 minutes. Enfin, on leur faisait prendre l'eau en boisson à la dose de 2 à 6 verres.

Le nombre des bains a varié de 15 à 21.

Comme le traitement de cette affection est toujours fort long, nous ne pouvons donner de résultats bien positifs, car ce n'est qu'au bout de 2 ou 3 ans qu'on parvient à se débarrasser de la diathèse scrofuleuse. Sur ces 20 malades, 6 qui en étaient déjà à une seconde et une troisième année de traitement se sont en allés parfaitement guéris ; 13 ont été améliorés et un seul m'a paru ne pas avoir éprouvé un résultat réel des eaux de Saint-Nectaire.

Eczema.

Parmi les personnes que j'ai eu à traiter cette année, il s'en est trouvé plusieurs atteintes de maladies de la peau, et j'ai pu constater sur elles l'efficacité des eaux dans ces sortes d'affection. 4 femmes et 1 homme, portant des signes caractéristiques d'eczéma, sont venus demander leur guérison à Saint-Nectaire.

Profession. Ils exerçaient les professions suivantes :

3 femmes étaient sans profession ;
1 était domestique ;
L'homme était cultivateur.

Age. Des 4 femmes, 2 avaient 22 ans, une 16 et l'autre 53 ; l'homme avait 21 ans.

Constitution. Les 3 jeunes femmes étaient bien réglées.

De ces 5 malades, 3 jouissaient d'une bonne constitution ; 2 femmes seulement paraissaient faibles et délicates.

Début. Toutes ces affections étaient fort anciennes ;

elles dataient de 6 ans chez une jeune femme, de 2 ans chez 2 autres, de 14 mois chez une quatrième et enfin de 3 mois seulement chez l'homme.

Siége. Le siége était très-variable ; 2 avaient un eczéma du cuir chevelu, 2 en portaient les traces tout autour du cou, enfin une en avait les joues couvertes.

Je les soumis aux eaux à l'intérieur et à l'extérieur. Ils buvaient de 3 à 5 verres d'eau minérale par jour, et prenaient des bains et des douches en arrosoir.

L'homme et une femme ne voulurent prendre que 15 bains.

De ces 5 malades, 3 furent très-améliorés et 2 furent parfaitement guéris.

C'est donc un nouveau genre de guérison que je suis heureux d'enregistrer.

Affection du Foie.

J'ai donné des soins à une jeune femme de trente et un ans, professeur de piano. D'après son récit, cette malade paraît avoir eu tous les symptômes des coliques hépatiques.

Née en France, elle habite la Russie depuis l'âge de trois ans. Elle a été réglée à dix ans et demi et toujours régulièrement, mais avec peu d'abondance ; elle se plaint de quelques pertes blanches. Cette demoiselle paraît jouir d'une bonne constitution, mais elle a le système nerveux très-développé et est très-impressionnable. Au mois d'octobre 1850, après une contrariété assez vive, elle a été prise de douleurs très-violentes dans le côté droit se propageant à l'épaule et lui arrachant des cris. Elle fut traitée par des émissions sanguines locales, souvent répétées, qui firent cesser l'état aigu.

Elle a cependant toujours conservé depuis un sentiment de souffrance dans la région du foie.

Lorsqu'elle est venue me consulter, elle présentait l'état suivant : état général bien conservé, plutôt grasse que maigre, appétit assez bon, soif vive, langue blanchâtre, digestions difficiles, pesanteur d'estomac, constipation. — La région du foie est douloureuse à la pression, et un peu plus volumineuse qu'à l'état normal. La respiration est difficile, et chaque inspiration renouvelle des douleurs dans le côté droit. Le pouls un peu faible donne 72 pulsations. Les urines sont abondantes, claires et acides. Le malade peut à peine marcher. Elle fut soumise au traitement suivant :

Tous les jours un bain à 28° centigrades, et une douche sur la région du foie, de 5 à 15 minutes de durée ; de 3 à 5 verres d'eau minérale à boire.

Au bout de 25 jours de ce traitement, la malade allait beaucoup mieux et pouvait faire les excursions les plus longues et les plus fatigantes.

Des nouvelles qui me sont parvenues depuis que cette jeune femme a quitté Saint-Nectaire m'ont confirmé sa guérison.

Affection de l'Utérus.

La question de savoir à quelles eaux minérales il faut envoyer les affections de l'utérus est aussi obscure que celle de la nature même des maladies qu'on veut y faire traiter. Presque tout est donc à faire à ce sujet, et nous devons nous arrêter un instant sur ces deux questions préliminaires :

1° Quelles sont les affections des voies génitales qu'on peut envoyer aux eaux minérales ?

Il est tout d'abord un certain nombre de ces affections qu'on doit rejeter, et pour lesquelles on ne saurait même songer à envoyer à une station minérale.

Ce sont, d'une part, toutes les affections aiguës de cet organe ;

D'une autre, toutes les affections caractérisées par des lésions organiques quelconques.

Si donc on met de côté ces deux grands groupes d'affections, on arrive, par exclusion, à un troisième qui caractérise ce qu'on est convenu d'appeler les phlegmasies chroniques de l'utérus et de ses annexes. Ce sont donc ces phlegmasies chroniques que l'on envoie aux eaux minérales ; mais il faut dire quelque chose de plus et déterminer quelles sont ces plegmasies.

Le court espace dont je peux disposer ici m'oblige d'en faire une simple énumération, que le lecteur du reste comprendra facilement.

Ce sont : 1° les différentes variétés de l'inflammation chronique du tissu du corps de l'utérus ;

2° Les diverses variétés de l'inflammation chronique du col de l'utérus ;

3° L'inflammation chronique de la membrane muqueuse de la surfaee externe et interne du col ;

4° Celle de la membrane muqueuse du corps ;

5° Les granulations, les excavations, les ulcérations de la surface extérieure du col ;

6° Les phlegmons peri-utérins passés à l'état chronique ;

7° L'ovarite chronique.

Ce sont toutes ces phlegmasies qui, passées à un état de chronicité bien tranché, peuvent être envoyées avec quelque chance de succès à une station d'eau minérale. C'est cette station qu'il s'agit d'examiner.

Rien de plus vague, rien qui repose sur des fondements moins solides que la direction que l'on donne à ces affections. Examinez, en effet, les noms des eaux dans lesquelles on envoie les phlegmasies chroniques, et vous serez surpris de la différence fondamentale qu'elles présentent souvent dans leur composition et leur nature.

Tantôt, ce sont des eaux minérales sulfureuses, comme Saint-Laurent, Bagnères-de-Luchon, Aix-la-Chapelle et bien d'autres encore.

Dans d'autres cas, ce sont des eaux à peine chargées de principes salins et que l'on peut appeler chlorurées, sodiques, légères, comme Néris, Plombières, Bains-d'Ems. Dans d'autres circonstances, c'est aux eaux minérales ferrugineuses qu'imbu d'une fausse idée, on envoie ces affections ; on y adresse les femmes atteintes de ces affections, lorsque, sous leur influence, elles sont stériles, et qu'on conseille d'une manière générale les eaux ferrugineuses contre la stérilité. Ainsi Forges, Spa, Schwalbach, reçoivent tous les ans de ces affections. Il est cependant une eau minérale qui jouit d'une réputation bien plus grande et bien plus méritée que les autres ; ce sont les eaux d'Ems, eaux essentiellement chlorurées, sodiquées, et qui sont appliquées depuis longues années pour guérir les affections utérines.

MM. Bourdon et Becquerel ont étudié avec soin le rôle des eaux d'Ems, et l'ont établi d'une manière définitive. Les eaux d'Ems prises en boisson, en bains et en douches, ont pour effet :

1° De diminuer les sécrétions exagérées des membranes muqueuses ;

2° De favoriser la résolution de l'inflammation chronique des mêmes membranes muqueuses ;

3° Enfin, d'opérer la résolution des engorgements chroniques du tissu utérin et des indurations phlegmasiques qui ont succédé aux inflammations des ligaments larges et des ovaires.

L'action des eaux d'Ems est maintenant bien démontrée, et comprise dans ce sens, elle ne saurait être contestée. En lisant le travail que M. Becquerel a publié sur ce sujet, j'ai été frappé des résultats obtenus, et je n'ai pu m'empêcher de me demander si nous n'avions pas en France des eaux analogues, et si nous ne pourrions obtenir les mêmes résultats dans le traitement des phlegmasies chroniques de l'utérus. C'est ce que j'ai été bien heureux de trouver en examinant, d'une part, la composition des eaux de Saint-Nectaire comparée à celle des eaux d'Ems, et d'autre part, les résultats pratiques de l'observation minérale. C'est sous ces deux points de vue qu'il faut toujours envisager la question.

Comparaison des eaux d'Ems et des eaux de Saint-Nectaire.

En considérant l'analyse chimique et les effets physiologiques des eaux de Saint-Nectaire, en les rapprochant des résultats fournis par les eaux d'Ems, j'ai été frappé de l'analogie qui existe entre ces deux stations thermales.

Du reste, un de nos savants maîtres, M. le docteur Becquerel, dans un mémoire remarquable publié l'année dernière sur les eaux d'Ems, a écrit que ces eaux pouvaient être comparées assez bien aux eaux de Saint-Nectaire.

Voici, d'après M. Terreil, le tableau comparatif de ces deux eaux :

	Ems.		St-Nectaire
	Sources du Kraencken	Kesselbrunnen	Mont Cornador.
Acide carbonique libre. . . .	0,5630	0,4110	0,0890
Bicarbonate de soude	2,0094	2,0356	2,4631
— de potasse	traces.	traces.	0,2486
— de chaux.	0,2667	0,3118	0,0888
— de magnésie	0,1238	0,1194	0,6145
Sulfate de soude.	0,0682	0,0266	0,1415
Chlorure de sodium	1,0273	1,0949	2,0907
Alumine et oxyde de fer. . .	0,0256	0,0185	0,0399
Silice	0,0660	0,0439	0,1612
			Arsenic, trac.
Matières organiques	traces.	»	traces.
Eau	995,8500	995,9383	994,0627
	1000,0000	1000,0000	1000,0000

La composition chimique des eaux d'Ems est à

peu près la même que celle des eaux de Saint-Nectaire, excepté que ces dernières sont un peu plus riches en principes minéraux.

En outre, ces deux eaux sont incrustantes.

Les effets physiologiques produits par les deux stations thermales sont identiques.

Même excitation générale de l'organisme par les eaux administrées en bain ; agitation et insomnie par des bains trop chauds, chaleur de la peau et fièvre qui disparaissent dès que les malades cessent de prendre des bains à une température élevée.

L'usage des bains de Saint-Nectaire, continué très longtemps, amène les mêmes inconvénients que les bains d'Ems, traduits par de la fatigue, de la courbature et des symptômes d'embarras gastrique. En boisson elles donnent les mêmes effets. Elles sont bien supportées quand on va lentement et qu'on commence par deux ou trois verres par jour; elles augmentent l'appétit et la soif; mais quand les baigneurs veulent aller trop vite et commencer par cinq ou six verres, l'appétit diminue, la soif augmente, la digestion devient pénible et laborieuse. Par les eaux d'Ems on arrive au même résultat.

Les urines deviennent également alcalines par l'usage des deux eaux minérales. Voyons maintenant quelles sont les affections qui retirent de bons effets des eaux d'Ems, et si les mêmes maladies se retrouvent aux eaux de Saint-Nectaire.

Nous trouvons à Ems des affections du foie, des

reins, des gastralgies, des affections goutteuses. Il vient tous les ans à Saint-Nectaire quelques personnes atteintes de ces maladies, et elles se trouvent très-bien de l'usage de ces eaux.

Il est une certaine catégorie d'affections qui ont fait la réputation de la station d'Ems ; ce sont les affections catarrhales, et en particulier les maladies de l'utérus. Eh bien, Saint-Nectaire jouit, dans le département du Puy-de-Dôme et dans les départements circonvoisins, d'une réputation très-grande et bien méritée, pour le traitement de ces affections. Elles guérissent aussi bien, seulement mes prédécesseurs n'ayant pas fait connaître leurs eaux, leurs propriétés curatives sont restées complétement inconnues.

Je serais donc heureux si je pouvais persuader mes confrères qu'il existe en France des eaux thermales jouissant des mêmes effets curatifs que les eaux de l'Allemagne. J'espérerais ainsi voir grandir nos stations thermales, et empêcher des milliers de Français de porter à l'étranger des sommes considérables.

Il ne suffisait pas de s'appuyer sur cette identité, il fallait voir si l'emploi méthodique des eaux de Saint-Nectaire pouvait produire des résultats semblables à ceux des eaux d'Ems. C'est ce dont le lecteur sera bien convaincu en lisant l'analyse des observations qui suivent.

Je ne publierai que les cas où il m'a été permis d'examiner la maladie au spéculum :

1re *Observation.* Une jeune femme du Cantal, âgée de vingt-quatre ans, est venue le 6 juillet me consulter pour une affection utérine. Voici quels sont les antécédents qu'elle m'a donnés :

Elle a été réglée pour la première fois à quatorze ans et demi, et toujours régulièrement depuis. Elle a eu, il y a trois ans, un enfant, et après sa couche elle a commencé à souffrir. Les règles sont devenues moins abondantes, puis les pertes blanches parurent. La malade ressentit alors des douleurs dans les reins, de la pesanteur dans le bas-ventre, surtout au moment des règles ; des points douloureux névralgiques, siégeant tantôt dans les espaces intercostaux, tantôt dans le dos, tantôt entre les épaules ; l'appétit devint capricieux, les digestions difficiles, accompagnées de douleurs à l'estomac et de sueurs. Elle se plaint de battements de cœur.

Lorsque cette femme est venue me consulter, voici dans quel état elle se trouvait : état général assez bien conservé, battements de cœur assez forts, bruit de souffle anémique au premier temps du cœur, pouls petit, régulier, 72 pulsations ; alternative de constipation et de diarrhée.

Examinée au spéculum le 9 juillet, elle présentait un col gros, rouge, tuméfié, avec une ulcération qui occupait le pourtour de l'orifice et une sécrétion catarrhale abondante.

Elle fut soumise à l'eau minérale, en bain, en injection et boisson. Au bout de 15 jours de traitement, le catarrhe utérin avait complétement disparu, et lorsqu'elle a quitté Saint-Nectaire, au 20 juillet, il ne lui restait plus qu'une légère ulcération sur la lèvre inférieure, la lèvre supérieure était parfaitement guérie, et le col était revenu à son volume normal.

2e *Observation.* Une femme âgée de trente-deux ans, du Cantal, est venue le 6 juillet aux eaux.

Elle est malade depuis deux ans d'une affection utérine. Réglée pour la première fois à seize ans, elle l'a toujours été régulièrement et plus abondamment qu'elle ne l'est depuis deux ans. Depuis cette époque, elle voit apparaître des pertes blanches, de la pesanteur dans le bas-ventre, des douleurs dans les reins et les cuisses, surtout aux époques menstruelles. Les digestions devinrent difficiles et s'accompagnèrent de maux d'estomac, l'appétit fut capricieux, et il y eut de la constipation.

A son arrivée à Saint-Nectaire, elle est dans l'état suivant : bon état général, visage un peu pâle, pouls petit, 68 pulsations; bruit de souffle anémique au premier temps du cœur.

Examen au spéculum le 10 juillet : l'ouverture du col est entourée d'une couronne de granulation.

Elle fut soumise à l'usage des eaux en boissons, bains et injections vaginales pendant le bain. Elle est partie le 20 juillet, très-améliorée et n'ayant plus que quelques granulations.

Je suis sûr que ces deux malades auraient parfaitement guéri si elles avaient voulu consacrer un peu plus de temps à leur traitement.

3e *Observation.* Une jeune dame du Puy-de-Dôme, âgée de vingt-trois ans, est arrivée le 6 juillet à Saint-Nectaire.

Elle souffre depuis deux ans et demi de douleurs utérines, venues à la suite d'une couche. Elle a déjà été traitée chez elle par des applications de sangsues et une dizaine de cautérisations au nitrate d'argent, qui ont peu modifié son état.

Cette malade se plaint de palpitations de cœur, douleurs dans les reins, le bas-ventre et les cuisses. Ces douleurs sont toujours très-fortes avant et après les règles. Réglée pour la première fois à dix ans, elle l'a toujours été irrégulièrement.

Cette jeune femme est très-pâle, a un appétit capricieux et souvent de la céphalalgie. Le cœur présente au premier temps et à la base un bruit de souffle anémique ; le pouls est régulier, 70 pulsations.

Examinée au spéculum : le col est gros, ulcéré ; catarrhe utérin abondant.

Le traitement fut le suivant : tous les jours un bain, trois verres d'eau à boire, et des injections.

Le traitement fut assez mal suivi par cette malade, qui cependant en retira un peu d'amélioration. Le catarrhe utérin était supprimé, et le col diminué de volume, lors du départ de la malade, au bout d'une saison de vingt jours.

4e *Observation.* Une dame du Puy-de-Dôme, âgée de trente ans, vint me consulter le 10 juillet pour une affection utérine.

Cette dame souffre depuis six ans, sans pouvoir donner une cause à sa maladie. Elle n'a jamais eu d'enfants. Elle a été réglée à douze ans, et toujours assez régulièrement.

Elle éprouve des pertes blanches, de la lassitude et de la courbature, des douleurs dans les reins, le bas-ventre et les cuisses, augmentant beaucoup au moment des époques. L'état général est bon, l'appétit est conservé, les digestions sont bonnes, il existe de la constipation.

Le spéculum démontre un catarrhe utérin assez abondant, avec un peu de tuméfaction du col, sans granulation ni ulcération.

Les bains et les injections d'eau minérale se rendirent rapidement maîtres de cette affection, et elle partit le 30 juillet parfaitement guérie.

5e *Observation.* Une jeune femme de vingt-huit ans, du Puy-de-Dôme, vint à Saint-Nectaire le 25 juillet.

L'année précédente, elle me consulta pour une gastralgie, liée, sans aucun doute, à une affection utérine ; mais elle ne voulut pas être examinée. Revenue cette année avec les mêmes symptômes, elle se décida à se faire examiner.

Le col est un peu gros et couvert de granulations sur la lèvre postérieure. Il existe un écoulement blanc abondant.

Après quinze jours de bains et d'injections vaginales, cette malade quitta Saint-Nectaire parfaitement guérie.

6e *Observation.* Une dame, âgée de trente-sept ans, vint à Saint-Nectaire, le 19 juillet, avec une affection utérine.

Elle a déjà fait usage des eaux l'année précédente, et s'en est très-bien trouvée ; elle vient achever sa guérison.

L'examen au spéculum démontre qu'il ne lui reste plus que du catarrhe utérin.

Elle a quitté Saint-Nectaire au bout de quinze jours de traitement, très-améliorée ; le catarrhe utérin avait disparu complétement.

7e *Observation.* Une dame, âgée de trente-huit ans, habitant le département du Puy-de-Dôme, vint se faire traiter le 20 juillet 1859.

Cette malade souffre, depuis quatre ou cinq ans, de grande faiblesse dans les genoux. Elle a été réglée à dix-neuf ans, et toujours bien. Elle a éprouvé, il y a plusieurs années, à la suite d'une couche, des douleurs dans le côté droit du ventre, qui, dit-elle, ont été parfaitement guéries par les eaux de Saint-Nectaire. Depuis quatre ou cinq ans, elle perd en blanc, et éprouve des douleurs de reins assez vives aux époques menstruelles. L'état général est assez bien conservé. L'appétit est capricieux, les digestions sont un peu pénibles ; il y a de la constipation. Bruit de souffle anémique au premier temps et à la base du cœur.

L'examen au spéculum démontre un col gros en antéflexion, et il est presque impossible d'en saisir les deux lèvres ; il n'existe pas d'ulcération ni de granulation, il n'y a que du catarrhe utérin.

Soumise à l'eau minérale en boisson, bains et injections, cette malade quitta Saint-Nectaire, le 6 août, parfaitement guérie de son catarrhe utérin.

8e *Observation*. Une jeune dame, âgée de vingt-trois ans, habitant le département du Puy-de-Dôme, éprouve depuis plusieurs années des douleurs utérines. Elle est arrivée à Saint-Nectaire le 25 juillet.

Elle a été réglée pour la première fois à quinze ans, et elle l'a toujours été régulièrement, mais peu abondamment. Elle éprouve des douleurs très-vives dans les reins, des pertes blanches considérables après l'époque menstruelle. Elle présente tous les signes d'une anémie assez avancée : battements de cœur, essoufflements, bruit de souffle au premier temps et à la base du cœur, bruit de souffle intermittent dans les carotides, céphalalgie fréquente, perte d'appétit, digestions difficiles, constipation. La marche est difficile.

L'examen au spéculum démontre un col très-malade, mou, fongueux, avec une ulcération considérable, leucorrhée abondante.

Soumise aux bains et aux injections d'eau minérale, cette dame quitta Saint-Nectaire le 20 août, très-améliorée.

9e *Observation*. Une jeune femme, âgée de vingt-six ans, des environs de Saint-Nectaire, fut envoyée aux eaux le 25 août, pour se faire traiter d'une affection utérine.

Réglée pour la première fois à dix-huit ans, elle l'a été assez mal pendant deux ans, puis les règles sont devenues régulières, mais peu abondantes. Elle est accouchée, il y a deux ans, et elle est restée souffrante depuis. Elle se plaint de douleurs dans le ventre, dans les reins, de pesanteur dans le bas-ventre et de pertes blanches. L'état général est assez bon, quoiqu'elle assure avoir beaucoup maigri depuis deux ans. Elle a peu d'appétit, des douleurs d'estomac assez vives et de la constipation. Elle éprouve, dès qu'elle marche, des battements de cœur et de l'essoufflement. Il existe au premier temps et à la base du cœur un bruit de souffle assez fort qui se propage dans les carotides.

L'examen au spéculum m'a démontré une antéflexion du corps sur le col. Ce dernier est peu volumineux, mais il est entouré d'une couronne de granulations ; il y a un peu de catarrhe utérin.

Traitée par les bains et les injections d'eau minérale, cette femme quitta Saint-Nectaire très-améliorée, le 17 septembre. Les granulations avaient disparu, et le catarrhe utérin avait été très-rapidement supprimé.

10e *Observation.* Une jeune femme âgée de trente-deux ans est arrivée à Saint-Nectaire le 24 août avec tous les symptômes d'une affection utérine. Mariée jeune, elle a eu quatre enfants en trois ans, et depuis vingt mois, époque de sa dernière couche, elle a ressenti des douleurs d'estomac excessivement vives, surtout après avoir mangé ; elle se plaint de pertes blanches très-abondantes qui l'affaiblissent beaucoup. Elle est assez bien réglée, mais les époques sont accompagnées de douleurs dans les reins et le bas-ventre. Cette dame paraît avoir une constitution affaiblie par ses pertes, et elle a tous les symptômes d'une anémie avancée.

Elle est essoufflée dès qu'elle marche ; elle a perdu l'appétit, les digestions sont pénibles : il existe de la constipation.

A l'auscultation du cœur on entend un bruit de souffle au premier temps et à la base qui se propage dans les carotides.

L'examen au spéculum fait voir un col gros avec une ulcération sur la lèvre supérieure et un catarrhe utérin très-abondant.

Elle est partie de Saint-Nectaire le 5 septembre, très-améliorée, mais non entièrement guérie.

11e *Observation.* Une dame, âgée de vingt-six ans, habitant le département du Cantal, est arrivée à Saint-Nectaire le 9 juillet pour se faire traiter d'une leucorrhée rebelle.

Réglée pour la première fois à quinze ans, elle l'a toujours bien été jusqu'à vingt-trois ans. A cette époque, elle a eu une suppression et depuis ce moment, les menstrues ne viennent plus que tous les deux mois, et encore assez irrégulièrement. Chaque fois qu'elle a ses règles, elle ressent des douleurs vives dans les reins et le ventre, de la pesanteur dans le bas-ventre. Pendant quinze jours, après ses règles, elle perd beaucoup en blanc. Elle a fait plusieurs traitements qui sont restés sans résultat. Cette dame n'a pas voulu être examinée au spéculum, il m'a donc été impossible de m'assurer s'il y avait une maladie de l'utérus. Le traitement consista en bains et et en injections vaginales qui firent cesser les pertes blanches.

12e *Observation.* Une jeune dame, âgée de vingt ans, du département du Puy-de-Dôme, est venue à Saint-Nectaire pour des pertes blanches très-considérables ne paraissant liées à aucune affection utérine.

Avant son mariage, cette jeune dame a été traitée pour une chlorose par le fer et le quinquina. Elle a été mariée à seize ans, et depuis ce moment, elle a continuellement des pertes blanches très-abondantes qui la fatiguent beaucoup; elle n'a jamais eu d'enfants.

L'appétit est faible et capricieux, les digestions s'accompagnent de douleurs d'estomac, elle éprouve de la lassitude et de l'essoufflement.

Il existe au cœur, au premier temps et à la base, un bruit de souffle anémique assez fort, se propageant dans les carotides.

J'ai soumis cette jeune malade à l'eau minérale en boisson, bains, douches sur les reins, et injections vaginales.

Au bout de huit jours de ce traitement, la leucorrhée avait cessé; elle n'a plus reparu jusqu'au moment du départ de cette dame, arrivé le 4 août 1859.

CHAPITRE V

SAINT-NECTAIRE ET SES ENVIRONS

Route d'Issoire à Saint-Nectaire.

On arrive à Saint-Nectaire de Paris, des départements du nord et du centre de la France, par le chemin de fer d'Orléans, qui s'embranche sur la ligne du Bourbonnais. En treize heures, le trajet s'effectue de Paris à Issoire, où se trouvent des voitures qui conduisent à la station thermale.

Après avoir quitté Issoire, la route traverse d'abord les derniers champs de la Limagne; puis elle conduit à de jolis coteaux, formés de terrasses superposées, toutes verdoyantes de pampres de vigne. On est arrivé à la vallée de la Couze. La ville de Champeix en garde l'entrée, baignant ses pieds dans le torrent. Plus loin se dresse Montaigut-le-Blanc et son vieux donjon, placé comme un nid d'aigle sur une crête rocailleuse. Un bourg prit jadis naissance à l'ombre de ses murs, donnant la servitude en échange de la protection ; et le temps, qui a ruiné l'orgueilleuse tour, a fait rebâtir et perpétuer jusqu'à nos jours les mo-

6.

destes demeures du village. Après Montaigut, le vallon va se rétrécissant. Cependant la route, qui, autrefois, de Montaigut à Saint-Nectaire, n'était qu'un chemin vicinal, est devenue, par de récentes modifications, une voie commode et sûre. Elle est dominée à droite, durant une demi-lieue environ, par un chaos de rochers, semblables à un gigantesque éboulement, tandis qu'au delà de la Couze, la vue se repose sur des collines vertes et boisées.

De ce côté se trouve le village de Verrières, pittoresquement bâti sur des roches noires, taillées perpendiculairement et d'une grande hauteur. On y voyait jadis des lierres d'une grandeur remarquable, attestée maintenant encore par les squelettes de leurs rameaux desséchés.

Saillens est le dernier village que l'on rencontre avant d'arriver à Saint-Nectaire. L'étymologie de son nom indique tout d'abord quelle sorte d'intérêt il doit offrir. Il s'y trouve, en effet, une belle cascade en forme de cirque. On la voit parfaitement en face, en se plaçant sur un pont qui aurait pu n'être construit que pour cette seule destination, tant il semble bien la remplir. Entre Saillens et Saint-Nectaire s'étend une petite plaine cultivée, et tandis qu'on la traverse, le pic d'Éraigne, qui la commande, attire tout naturellement les regards par sa position, par sa singularité, et parce que l'on apprend que le but du voyage est à ses pieds.

Saint-Nectaire. — L'église. — Les Pétrifications.

Il faut se garder de juger Saint-Nectaire sur la première impression qu'il produit. En arrivant des pittoresques défilés où la Couze bondit de cascade en cascade, l'aspect sauvage du vallon qui renferme les sources minérales est peu fait pour charmer le premier coup d'œil.

Mais lorsqu'on a consacré quelques journées à l'exploration de la localité et de ses environs, il est impossible de ne pas reconnaître que Saint-Nectaire se trouve entouré de sites admirables et de merveilles naturelles dont la beauté peut satisfaire le touriste le plus difficile ou le plus indifférent.

Une gorge étroite, qui va s'élargissant en amphithéâtre ovale et se resserre ensuite pour contourner le cône sur lequel est bâti le village: telle est la forme du vallon de Saint-Nectaire. On peut le parcourir entièrement, en une promenade de quelques heures, par un chemin qui, tantôt courant à mi-côte, tantôt gravissant un point élevé, permet d'admirer quelques vues vastes et pittoresques, et un paysage se métamorphosant à chaque pas. L'aridité des collines de droite fait ressortir la sombre verdure du bois de pins qui, à gauche, couronne le pic d'Éraigne. Ici c'est un dolmen dont les pierres noires, placées suivant le rite, semblent prêtes à recevoir encore les victimes humaines que les Druides y sacrifiaient à leurs dieux terribles. Les yeux, en se détournant de l'horrible monument d'une superstition sanguinaire, recherchent et comptent avec plus de complaisance les toits rouges des cabanes à pétrifications. Au fond de l'amphithéâtre se trouve un pré d'un très-beau vert, tandis que sur les croupes arrondies des deux versants s'étalent quelques champs cultivés, disputant leur territoire à des pâturages grillés. Mais de toutes parts jaillissent de nombreuses sources d'eau minérale, qui feront probablement un jour de Saint-Nectaire une des plus importantes stations thermales du Puy-de-Dôme.

Trois groupes d'habitations, distants les uns des autres, ont ajouté au nom patronymique une désignation particulière qui les distingue. Il y a Saint-Nectaire-le-Bas, Saint-Nectaire-le-Haut, et le village de Saint-Nectaire, qui semble cacher ses rustiques demeures derrière la masse imposante de sa vieille église byzantine.

Cette église, plusieurs fois décrite déjà et classée parmi les monuments historiques, mérite mieux qu'une description procédant par toise de maçonnerie, et demanderait plus que ce qu'on lui a fait, il y a quelques années, pour être remise en parfait état de restauration. On peut, du reste, dédaigner ce que le XIXe siècle a ajouté à son extérieur, pour concentrer son admiration sur l'ancienne partie de l'édifice, œuvre des premiers temps de la foi chrétienne en Auvergne. Saint Nectaire, auquel elle est dédiée, fut le contemporain de saint Austremoine et partagea avec lui la gloire d'avoir converti à la doctrine de l'Évangile les descendants de ces farouches Arvernes qui avaient tenu en échec les armées victorieuses de Jules César. Le souvenir des actes du saint ne se rencontre nulle part dans l'église. Peut-être les retrouverait-on sculptés sur les bizarres chapiteaux que l'on y admire, si,

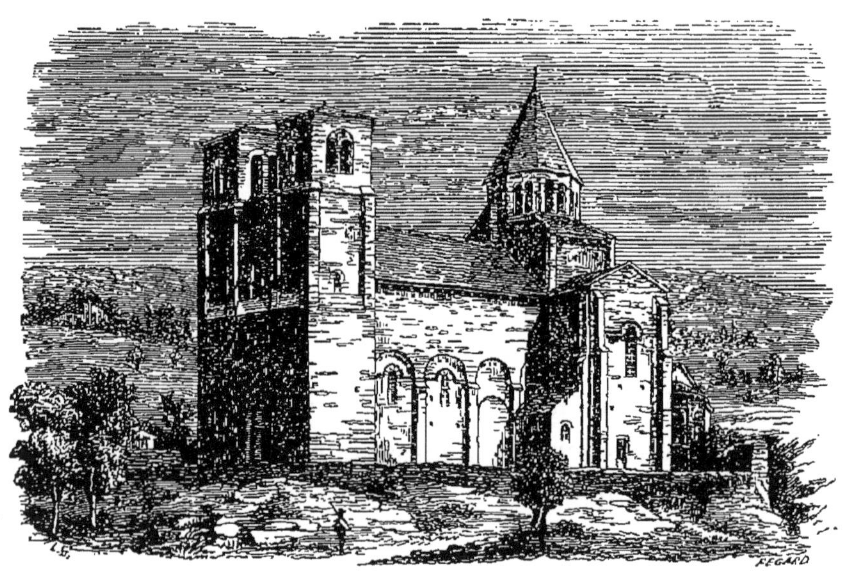

d'après plusieurs autorités plus ou moins bien inspirées, il n'était convenu que ces groupes de personnages d'un aspect fabuleux représentent des scènes de la Passion. Du reste, cette église, intéressante par elle-même, se trouve placée, d'une façon très-pittoresque, sur une terrasse d'où l'on jouit d'une vue magnifique. Le cimetière qui l'entoure, suivant l'ancien usage, la sépare des ruines du château, qui appartenait à cette famille de Saint-Nectaire, d'où sortirent, aux siècles derniers, des héros et même des héroïnes. Il reste à peine pierre sur pierre de ce château.

Un travail de main d'homme, plus ancien que l'église restaurée et le château détruit, a été découvert à Saint-Nectaire, dans une grotte naturelle que le dépôt des eaux avait masquée. On y trouve, avec des sources très-chaudes, des aqueducs et des cuves rondes ou carrées qui, selon toute apparence, avaient fait partie d'un établissement industriel. Il fut, tout naturellement, attribué aux Romains, qui avaient soumis et colonisé le pays d'Auvergne, et avec quelque vraisemblance, car nul n'ignore leur engouement pour les eaux thermales. Mais à quel usage cette construction fut-elle destinée? C'est ce qu'il est impossible de décider. Toujours est-il que l'on reconnut que les sources de cette grotte déposaient une grande quantité de carbonate de chaux, et l'industrie s'en empara pour leur faire créer de jolies camées, qui sont un véritable commerce pour Saint-Nectaire.

Depuis le premier essai, plusieurs sources ont été employées aux incrustations.

On soumit d'abord à leur action des objets primitifs, tels que des nids avec leurs œufs, de petits paniers ornés de gros chardons et autres bagatelles semblables que les eaux recouvraient promptement d'un limon qui séchait facilement. Puis on fabriqua des moules en soufre, creusés par une empreinte de plâtre, et dans lesquels le dépôt, se solidifiant, forme un camée blanc, jaune ou gris, selon la source qui l'a créé.

M. Chéron, pétrificateur à Saint-Nectaire-le-Bas, a fait faire dernièrement un grand pas à son industrie. Il obtient avec des moules en gutta-percha, imprimés par une matrice de métal, de grands et petits médaillons où la variété des personnages égale le fini de leurs traits, qui semblent avoir été délicatement ouvrés par le burin.

Châteauneuf.

Le mont Cornador serait l'arrière-plan du tableau qui représenterait le vallon de Saint-Nectaire, pris de la route du mont Dore. Une éruption volcanique le créa et lui donna un sommet bizarre, s'appuyant à gauche sur une roche taillée à pic, tandis que de tous les autres côtés il va s'affaissant rapidemment. On y distingue, même de très-loin, deux noires ouvertures : ce sont les grottes de Châteauneuf, ainsi nommées d'après la forteresse féodale qui s'élevait jadis au-dessus, et de laquelle il ne reste que des ruines informes. Elles servent de but à une promenade qui peut se faire en moins de deux heures, quoique la montée soit fort roide, surtout lorsque, laissant tout chemin battu, il faut escalader le dernier échelon de la montagne. La pente la plus accessible est couverte de matières pulvérulentes et de masses de laves scoriacées, au milieu desquelles il est assez difficile de marcher. Cependant cette ascension n'est ni longue ni périlleuse, et si l'on veut s'indemniser largement de sa peine, il faut aller se placer, au milieu des ruines, sur les restes d'une tour, qui en sont le point le plus élevé. De là, l'œil embrasse, non pas un immense panorama, mais une suite de hauteurs agrestes et de frais vallons. Au loin, à gauche, on aperçoit la Limagne comme un horizon bleuâtre. Une belle vue, riante et variée, jette toujours un charme fascinateur sur celui qui s'arrête à la contempler. Par malheur, celle-là a pour ennemi le lieu même d'où on l'admire : elle est à peine appréciée, tant on a de hâte à visiter les grottes.

Ces grottes furent creusées de main d'homme, probablement pour servir de caves au château, avec lequel elles se trouvaient en communication par un escalier tournant dont une partie est encore reconnaissable. Mais en adoptant cette croyance, il est difficile de se rendre compte de l'usage pour lequel on tailla les singulières excavations qui se trouvent dans la principale grotte. L'imagination peut seule se charger de fixer leur emploi, et c'est même pour elle une tâche difficile, car le plus vaste champ de conjectures lui est ouvert. Il se pourrait que ces grottes eussent servi d'habitation, après l'abandon et la ruine du château, à un ou plusieurs individus séparés de la société par les événements ou les idées de son temps. Pourquoi ne croirait-on pas que quelques calvinistes, échappés aux dragonnades des Cevennes, fussent venus y chercher refuge et sûreté, comme dans les grottes de Jonas et des environs d'Issoire? Ceux qui arrivèrent au mont Cornador, avaient, sans doute, ouï parler de Magdelaine de Saint-Nectaire ; leurs grands-pères étaient morts en combattant avec elle les armées catholiques, et c'était auprès du berceau de sa famille qu'ils voulaient trouver le repos et l'oubli. Ils entrèrent dans la grotte, se l'approprièrent et y creusèrent, pour servir à un genre de vie duquel on ne peut avoir une connaissance parfaite, les excavations qui s'y trouvent encore.

Après le roman, la tradition parle et montre une grande ouverture qui éclaire la grotte en échancrant le sol, et au-dessous de laquelle on aperçoit un précipice qui donne le vertige. Elle dit que les seigneurs de Châteauneuf y trouvèrent un moyen d'exécution aux arrêts de la justice sommaire des temps féodaux. La roche tarpéïenne en aurait donné l'idée.

Le Puy d'Éraigne.

Un plateau étroit et long ferme le vallon de Saint-Nectaire du côté du midi, et se rattache par une sorte de col au Puy d'Éraigne qui termine brusquement les hauteurs. Ce col fut autrefois l'un des nombreux points d'éruption que les volcans se créèrent en bouleversant la surface du pays. On ne peut douter que le sommet conique du Puy d'Éraigne n'ait été l'œuvre de son terrible voisin qui, dans une dernière manifestation, y aurait amoncelé ces gros prismes de basalte, reliés ensemble maintenant par des touffes de chênes et de hêtres. Mais pour le touriste, qui ne met pas tout le plaisir d'une promenade en observations géologiques, le Puy d'Éraigne est, par lui-même, d'un médiocre intérêt. Les différents points de vue que l'on peut admirer durant l'excursion seront plutôt appréciés et méritent de l'être.

D'abord, d'une petite plaine que l'on traverse avant de monter au plateau, l'œil embrasse la vallée de Murols dans un heureux raccourci, qui a pour premier plan le village de Sachat, assis au milieu de ses vertes prairies. Ensuite, lorsqu'on est arrivé au point le plus élevé des hauteurs, le paysage a complétement changé. La Couze roule en bas ses ondes, encore toutes frémissantes des chutes désordonnées qu'elle vient de faire à la cascade des Granges. Au delà du torrent, sur le versant d'un aspect généralement aride et désolé, on voit pourtant, çà et là, non-seulement des chaumières, mais aussi des habitations d'assez belle apparence, entourées d'arbres et de champs cultivés. Elles rappellent, par leur position, les oasis des déserts. Plus loin, à gauche, se dessine vaguement une vallée blanchâtre, où l'on croit parfois apercevoir Issoire.

Enfin, au Puy d'Éraigne le rideau se lève pour un spectacle nouveau. On voit alors, et d'une hauteur vertigineuse, toute cette partie de la vallée de la Couze, formant une petite plaine en entonnoir, depuis Verrières jusqu'à l'entrée du vallon de Saint-Nectaire.

Cependant, pour quelques personnes douées d'une façon particulière d'apprécier tout ce que l'on admire, une promenade au Puy d'Éraigne tire son plus grand charme du bois de pins qui, du sommet, descend jusqu'à mi-côte. Elles se sont assises sur une mousse élastique, mêlée de gazon fin ; elles y ont cueilli des fleurettes aux nuances délicates, aux pétales finement découpées ; elles y ont respiré l'air vif et pur des montagnes, fortement imprégné d'une enivrante senteur de résine ; ces gracieux incidents et les riantes pensées, qu'ils firent naître, se sont fondus en un souvenir délicieux qui égaye le cœur et rafraîchit la pensée.

Cascade des Granges.

En remontant le cours de la Couze, on rencontre, après avoir dépassé la base circulaire du Puy d'Éraigne, un groupe de chaumières, connu sous le nom des Granges. Au delà de ce village, la vallée devient plus étroite, et bientôt la moitié de sa profondeur se resserre peu à peu, jusqu'à n'être plus qu'un ravin, tandis que le haut s'évase et que les sommets s'affaissent sur eux-mêmes. La Couze se précipite dans ce ravin où, étant accueillie par des rochers qu'elle franchit en bondissant de l'un à l'autre, elle dessine une des plus jolies entre les nombreuses cascades

des monts Dore. L'eau n'y arrive point en nappe, mais divisée en deux parts qui se heurtent en bouillonnant et se mêlent pour achever leur chute précipitée. Un troisième bras de la Couze jaillit, à l'écart, à gauche et complète l'effet pittoresque de la cascade, que des rochers, des arbres, de la verdure et des fleurs champêtres encadrent merveilleusement. Au plaisir des yeux s'ajoute encore l'impression profonde que produit ce murmure solennel qui n'a qu'un son puissant, semblable au roulement du tonnerre lointain, et dans lequel pourtant se devinent les diverses mélopées des eaux frémissantes.

De Saint-Nectaire à la cascade des Granges, la promenade serait un peu longue, s'il n'était possible d'aller en voiture jusqu'au village. Là, un sentier, se frayant une voie hardie, escalade les rochers et côtoie les précipices, pour arriver à une sorte de promontoire d'où l'on peut admirer l'ensemble parfait des chutes d'eau.

On termine généralement l'excursion en allant rejoindre, soit à Sachat, soit à l'issue du vallon de Saint-Nectaire, la route du mont Dore, où l'on a renvoyé le véhicule qui vous a amené au village des Granges. Cette précaution évite aux pieds délicats un trajet de deux kilomètres dans la pouzzolane de la grande route. Pour gagner Sachat, il faut continuer à suivre le sentier et les bords ombragés de la Couze, puis ensuite traverser une grande prairie, bornée par un de ces chemins creux qui annoncent le voisinage immédiat d'un village, lequel, après avoir formé une suite de méandres sans but ni cause, se trouve coupé à l'angle droit par la voie départementale. Le soleil de juillet déterminera toujours le choix de ce côté de la vallée comparativement en plaine, et où la fraîcheur de l'eau, l'ombre et la verdure, mitigent les plus fortes chaleurs de l'été.

Cependant, lorsqu'on veut revenir à pied jusqu'à Saint-Nectaire, il est plus court de gravir la colline qui s'élève à droite de la cascade. Un joli bois de pins allége la fatigue de la montée, et quand il finit sur la hauteur, une vue charmante fait oublier les terres sablonneuses et les maigres pâturages, que l'on traverse pour descendre enfin sur la grande route, par un chemin semblable à un escalier disloqué.

La vallée et le château de Murols. — Le Tartaret. — La Dent-du-Marais.

La vallée de Murols est pour les promeneurs de Saint-Nectaire un trésor inépuisable d'excursions intéressantes et variées. Sur cette plaine, d'une étendue peut-être un peu restreinte, la rage du volcan le Tartaret a laissé des traces qui paraissent encore récentes, quoique des siècles se soient écoulés depuis les bouleversements de la dernière éruption. Au milieu des champs fertiles qui, dans la saison, étalent leurs moissons rivalisant de beauté et de richesse avec celles de la Limagne, s'élèvent des collines isolées d'un aspect bizarre. Celle-ci se compose de blocs de rochers entassés en désordre ; la mousse et le lichen l'ont revêtue d'une tapisserie verte de nuances variées, et des arbres aux formes élancées, au feuillage léger, se sont placés dans les interstices comme d'élégantes aigrettes. Celle-là, torréfiée par le contact d'un fleuve de lave brûlante, reste sombre, désolée et aride. Cette autre a pris la forme d'un cône aplati, et sur la terre fertile qui la recouvre la main de l'homme trace des sillons et sème des plantes potagères.

La vallée est bornée à droite et à gauche par des coteaux d'une grande hauteur, qui, tantôt verts et gracieux, avec un village assis sur une croupe ombragée, tantôt couronnés de rocs sourcilleux et couverts d'une coulée pierreuse, complètent et terminent le paysage.

Au fond, le château de Murols se dresse sur son piédestal de basalte et conserve, dans sa ruine et sa décadence, une fière attitude de suprématie et de puissance tyrannique. Qu'importent le nom et les hauts faits de ceux qui le possédèrent et le transmirent à leur postérité durant plusieurs siècles? Ces aires féodales n'ont toutes qu'une même histoire, uniformément composée de récits de brigandages, de meurtres, et de guerres de donjon à donjon.

Il suffit au château de Murols de sa situation extraordinaire et de l'admirable vue que l'on domine du haut de la tour restaurée pour mériter les nombreuses visites qu'il reçoit chaque jour durant la saison des eaux. Cependant les ruines sont, par elles-mêmes, intéressantes à visiter, et quoique la toiture et toute division intérieure aient totalement disparu, il est facile de les réédifier par la pensée et de se faire ainsi une juste idée de ce qu'était Murols au temps de sa splendeur. Ce passé ne remonte pas à un siècle. On aimerait à croire que l'altière forteresse fut une victime du vandalisme révolutionnaire, mais cette fin poétique n'a pas été la sienne. Quelques années d'abandon complet et le pillage exercé par les paysans des environs, telles ont été les causes de la destruction du château de Murols. Une porte, tardivement ajustée à l'entrée, le défend maintenant des voleurs ; elle permettra de le conserver à l'admiration des touristes pendant un nombre d'années que l'effet du temps rend fort incertain.

Au delà de Murols, à une courte distance, se trouve le Tartaret. Ce volcan, maintenant éteint, mais autrefois des plus actifs, répandit dans la vallée un fleuve de lave, et, sous les diverses formes que les accidents de terrain lui ont fait prendre, on suit la coulée du Tartaret des bords du cratère, où elle se fit jour, jusqu'aux rives du lac qui couvrait jadis la Limagne. Bien qu'il se taise depuis un temps incalculable et que rien n'annonce une nouvelle irruption, le Tartaret semble à peine refroidi. La couleur incandescente de ses flancs et le dessin des cratères, suffisamment indiqué, prêtent à l'illusion d'un volcan encore en activité. Il existe entre sa destinée et celle du château de Murols une similitude, dans laquelle, faisant la part de la différence d'objets de points de comparaison, on retrouve, par un rapprochement poétique, d'abord une ère de force et de domination, puis l'abaissement, la dégradation et le silence de la mort.

La Dent-du-Marais est un rocher qui soutient, comme un gigantesque mur d'appui, un plateau du versant septentrional de la vallée. Grâce à sa couleur sombre, à son aspect désolé, il est digne de former, avec le Tartaret et le château de Murols, un lugubre trio qui se détache, en effet de contraste, sur cette nature agreste variée de bois, de prairies et de champs cultivés. Une légende fort touchante, que la tradition a conservée, donne à la Dent-du-Marais un nom plus romanesque.

Jadis, une jeune paysanne fut aimée de son seigneur. Surprise un jour par lui et n'ayant d'autre moyen de sauver son honneur, elle se précipita du haut du rocher, en implorant le secours de Marie. Aussitôt la Reine des vierges lui vint en aide, et la soutenant dans sa chute, la fit arriver doucement au fond du précipice. C'est pour cela que la Dent-du-Marais s'appelle aussi le Saut-de-la-Pucelle.

Le lac Chambon.

Le lac Chambon est d'une assez grande étendue, mais il a peu de profondeur. Mieux dessiné, mieux entouré, plus gracieux et plus riant que tous il doit être cité avant les autres lacs des Monts-Dore. Cette belle nappe d'eau, si pure que la truite, le brochet et la tanche n'y peuvent cacher leurs ébats, si calme d'ordinaire, et que pourtant la plus légère brise fait onduler en vagues joyeuses où le soleil jette des milliers d'étincelles, termine la pittoresque vallée de la Couze. Depuis le rivage occidental du lac jusqu'au bourg du Chambon s'étendent de jolies prairies ombragées. Elles offrent un abri délicieux aux compagnies de buveurs d'eau de Saint-Nectaire qui viennent y passer des journées entières, partagées entre la promenade, le déjeuner champêtre et la pêche sur le lac. Ces plaisirs sans apprêts se poétisent des charmes du paysage. La vue seule du lac éveille une sensation de calme et de joie : on ne peut se lasser d'admirer le dessin de ses bords variés de rochers et de verdure, et ses deux petites îles, coquettement parées de groupes d'arbres. Peut-être les yeux du géologue, glissant un regard distrait sur ce beau miroir de l'azur céleste, iront-ils explorer le barrage naturel qui, arrêtant le cours des eaux, créa le lac ; peut-être parlera-t-il, ce géologue, du Tartaret et de l'éruption qui éleva le barrage. Mais ni lui, ni l'agriculteur éminemment positif, qui conseillera le desséchement du lac, s'extasiant à l'avance sur les magnifiques récoltes que l'on pourrait faire pousser dans le limon des eaux, ni l'un ni l'autre ne sait apprécier les beautés de ce site ravissant. Cependant ceux qui ne s'occupent pas de la nature au point de vue d'une science ou au profit d'un art utile, ceux qui lui demandent seulement le plaisir des yeux, de douces émotions et une distraction agréable, ceux-là aimeront à revenir sur les rives du lac Chambon.

On y va de Saint-Nectaire, à cheval ou en voiture, traversant la plaine et le village de Murols et passant au pied du château, du Tartaret et de la Dent-du-Marais.

FIN.

TABLE DES MATIÈRES

CHAPITRE IV.

CHAPITRE V.

www.ingramcontent.com/pod-product-compliance
Ingram Content Group UK Ltd.
Pitfield, Milton Keynes, MK11 3LW, UK
UKHW020324250726
13967UKWH00004B/1850

9 782012 859838